바쁜 비즈니스맨이 가장 빠른 속도로 컨디셔닝할 수 있는 방법!

호흡력이야말로 인생 최강의 무기이다

: 일류 선수의 집중력을 향상시킨 주목할 만한 호흡이론

오누키 타카시 지음 • 박유미 옮김

인간이 하는 모든 활동의 근본에는 호흡이 존재

"호흡이 바뀌면 인생이 바뀐다"

이 책에서 전달하고자 하는 것은 특별한 호흡이 아니다. 누구나 간직하고 있는 '일반 호흡'에 관한 것이다. 말하자면 아기나 어린이였을 때의 호흡을 되찾는 일이다. 호흡은 일상에서 특별할 것 없는 동작인 듯 보이지만 의외로 심오한 부분을 차지하고 있다. 어릴 때의 호흡을 되찾으려는 과정에서 앞으로 인생을 살아갈 방법과 쉽게 살아갈 수 있는 방법에 대한 힌트를 발견할 수 있다.

청홍

호흡력이야말로 인생 최강의 무기이다

...

일류 선수의 집중력을 향상시킨 주목할 만한 호흡이론

오누키 타카시 지음 · 박유미 옮김

"KOKYURYOKU" KOSO GA JINSEI SAIKYO NO BUKI DE ARU
© TAKASHI ONUKI 2019
Originally published in Japan in 2019 by Daiwa Shobo Co., Ltd., Tokyo,
Korean translation rights arranged with Daiwa Shobo Co., Ltd., Tokyo,
through TOHAN CORPORATION, TOKYO, and EntersKorea Co., Ltd., SEOUL.

운동선수 트레이너로 활약하고 있는 오누키 타카시이다.

나는 미국 대학원에서 응용운동생리학을 배운 뒤 '미국 선수트레이너 국가자격증(ATC)'을 취득했다. 이후 메이저리그 등에서 경험을 쌓은 뒤 귀국하여 현재는 주로 교토에서 활동하고 있다.

미국에서 일하던 시절, 나는 호흡이 몸과 마음에 미치는 중요성을 인식하고 호흡에 대해 본격적으로 배우게 되었다. 그리고 이런 확신을 갖게 되었다.

"인간이 하는 모든 활동의 근본에는 호흡이 존재한다."
"호흡이 바뀌면 인생이 바뀐다."

인간은 하루에 약 2만 번 호흡을 반복하고 있다. 이 호흡을 제대로 하면 분명히 경기력이 향상된다.

올바른 호흡을 함으로써 몸을 움직이기가 더 쉬워지고 피곤함이 해소된다면 그보다 더 좋은 일은 없을 것이다. **호흡 운동을 통해 릴랙스할 수 있고 중요한 프레젠테이션이나 회의에서 실력을 발휘할 수**

있다면 반드시 활용하지 않을까.

대부분의 현대인들이 호흡에 문제가 있다. 막연히 '나는 호흡이 얕은 것 같아'라고 느끼는 사람이 비교적 많은 것 같다. 하지만 실제로 호흡이 얕다거나 깊다는 것이 어떤 뜻인지에 대해 이해하는 사람은 별로 없다.

자세한 내용은 본문에서 설명할 테지만, 예를 들면 많은 사람들의 호흡이 '지나치게 들이마신' 상태로 있다. 평소 에스컬레이터나 엘리베이터에 전적으로 의지하는 사람이 역의 계단을 올라가자마자 바로 숨이 차는 것도 이 때문일 수도 있다. 원래 숨이 쉽게 차오르는 운동에 습관이 되지 않았기 때문에 금세 숨이 차는 것도 당연하다.

인간이 호흡하는 방법, 자세와 동작은 오랜 생활을 거쳐 환경의 영향을 받으면서 형성되어 왔다. 따라서 일단 환경에 적응해 온 자신의 몸을 칭찬해 줘야 한다.

그런데 굳이 의식을 하지 않으면 비록 부담스러운 호흡법으로 숨을 쉬고 있다고 해도 무심코 지나치게 된다.

이 책에서 전달하고자 하는 것은 특별한 호흡이 아니다. **누구나 간직하고 있는 '일반 호흡'에 관한 것이다.** 말하자면 아기나 어린이였을 때의 호흡을 되찾는 일이다.

호흡은 일상에서 특별할 것 없는 동작인 듯 보이지만 의외로 심오한 부분을 차지하고 있다. 어릴 때의 호흡을 되찾으려는 과정에서 앞으로 인생을 살아갈 방법과 쉽게 살아갈 수 있는 방법에 대한 힌트를 발견할 수 있다.

나는 이 책의 저자로서 독자들이 깊게 생각하지 않더라도 '호흡으로 이렇게 편안해 질 수 있구나!'라고 느끼기만 해도 충분히 기쁠 것이다. 이 책을 펼치고 있는 당신은 조금이라도 '호흡의 중요성'에 대해 궁금해 하는 사람일 것이므로 조금씩 시도해 보고 변화를 느껴보길 바란다.

그러면 지금 바로 시작해 볼까!

오누키 타카시

차례

시작하면서 5

제1장 호흡이 인생을 바꾼다고?

왜 호흡이 중요할까? ·· 14

평소의 호흡이 우리의 몸을 바꾼다 ······················· 18

호흡×경기력의 관계 ·· 22

호흡 이론은 최근에 탄생한 걸까? ························· 26

대부분의 비즈니스맨은 보상적 호흡을 한다 ········· 30

도무지 낫지 않은 몸의 이상 상태 × 호흡의 관계 ····· 34

자율 신경×호흡의 관계 ··· 38

칼럼 이론보다 몸으로 느끼는 것이 중요 ·············· 42

제2장 숨을 제대로 내쉬기만 해도 많은 문제가 해결된다

호흡, 도대체 어떤 방법이 정답일까?·············46

현대인의 호흡, 무엇이 문제일까?·············50

심호흡은 정말 몸에 나쁠까?·············54

이런 호흡법, 지금 당장 멈춰야 한다!·············58

호흡이 얕아지고 빨라지는 이유는?·············62

내 호흡이 좋은지 나쁜지 알 수 있는 방법·············68

첫 번째 목표는 '들숨+날숨=제로' 만들기·············72

스트레스 발산과 호흡의 관계·············78

복식 호흡만 절대적인 정답일까?·············82

문제점① 역행성 호흡·············86

문제점② 갈비뼈가 움직이지 않는다·············92

문제점③ 복부 압력이 새고 있다·············96

기본 호흡 운동

1 역행성 호흡을 해소하는 호흡·············100

2 갈비뼈 내선 호흡·············102

3 IAP 호흡·············104

칼럼 기모노 차림의 미인이 매력적인 이유·············106

제3장 호흡력으로 일상적인 삶의 질을 높인다

호흡으로 내 건강 상태가 '제로'인지 파악한다 ⸺⸺⸺ 110
어른이 아기에게서 배워야 할 것 ⸺⸺⸺ 114
동적 자세에 관심 갖기 ⸺⸺⸺ 118
새우등은 '절대악'이 아니다 ⸺⸺⸺ 122
호흡으로 체간의 안정 찾기 ⸺⸺⸺ 126
몸의 비대칭성 이해하기 ⸺⸺⸺ 134
호흡으로 몸의 '좌측'을 사용한다 ⸺⸺⸺ 138
몸의 피로와 호흡의 관계 ⸺⸺⸺ 142
프레젠테이션을 하기 전에 해야 할 호흡 ⸺⸺⸺ 146
호흡으로 교감 신경의 스위치를 켠다 ⸺⸺⸺ 150
호흡과 집중의 관계 ⸺⸺⸺ 154
타인이 페이스를 방해하지 않도록 하는 방법 ⸺⸺⸺ 158
대중 앞에서 말할 때 성량을 높이는 방법 ⸺⸺⸺ 162
호흡법만 잘하면 살을 뺄 수 있다고? ⸺⸺⸺ 168

칼럼 마음챙김 전에 제로의 호흡 ⸺⸺⸺ 172

제4장 잘못된 근력 트레이닝이 호흡을 방해한다

비즈니스맨이 운동을 해야 하는 2가지 이유·····176
운동 부족이야! 그런데 뭘 해야 하지?·····180
운동 초보자에게는 호흡법이 최고·····184
'탄탄한 복근' 따위는 필요 없다!·····188
꼭 필요한 운동이란?·····194
일류 선수의 근육은 탄탄하지 않다·····200

칼럼 '과다 흡연자'에게는 산소캡슐이 좋을까?·····204

제5장 컨디셔닝을 위한 호흡 운동

호흡 운동의 최대 장점·····208
호흡 운동의 목적·····216

응용 호흡 운동

1 Modified All Four Belly Lift·····220
2 Standing Right Stretch·····222
3 Sternal Positional Swiss Ball Stretch·····224
4 Standing Wall Supported Reach·····226
5 풍선을 이용한 운동·····228

마치며 230

제1장

호흡이 인생을
바꾼다고?

왜 호흡이 중요할까?

어떤 활동을 하든 '호흡'이 삶의 기본이다.

/ 호흡에 주목해야 할 3가지 이유 /

이 책의 제목에서 호흡력은 '인생 최강의 무기'가 될 것이라고 호기롭게 표현했다.

도대체 호흡이 왜 그렇게 중요한 걸까? 여러 가지 이유가 있지만 대표적으로 다음 3가지를 근거로 들 수 있다.

첫 번째는 **생화학적인 이유**이다.

인간은 태어날 때부터 살아 있는 한 끊임없이 호흡을 지속한다. 끊임없이 산소를 흡입하고 이산화탄소를 내뿜어야 하며 호흡하지 않으면 죽을 수밖에 없다.

사람은 2~3일 동안 물을 마시지 않아도 살 수 있으며, 10일 정도는 음식을 먹지 않아도 대부분 생존할 수 있다. 하지만 호흡은 특별하다. 10분간 호흡을 하지 않으면 질식해 버린다. '숨'을 쉰다는 것은 곧 '살아' 있는 것이라 할 수 있다.

두 번째는 **정신적인 이유**이다.

호흡과 정신의 관계에 대해서는 지금까지도 다양하게 거론되어 왔다.

예를 들어, 긴장되는 상황이 발생하면 우리는 '일단 심호흡을 해서 마음을 진정시키자'라고 생각한다. 스포츠 중계를 보면 중요한 상황에서 선수가 숨을 크게 내쉰 후 승부에 임하는 모습을 드물지 않게 볼 수 있다. 삼림욕을 할 때도 잠시 심호흡을 하면 심신이 상쾌해지는 것을 느낀다.

이처럼 우리는 '호흡으로 긴장을 풀 수 있다'는 것을 실제로 느끼고 있다.

호흡이 정신에 미치는 영향은 요가에서도 오래전부터 알려졌으며, 현대에 이르러서는 과학적으로 확실하게 증명되고 있다.

호흡이 중요한 세 번째 이유는 **신체적인 이유**이다.

우리는 하루에 약 2만 번의 호흡을 반복한다. 그런데 호흡을 하는 방식에 있어서 균형이 조금만 깨어져도 우리 몸에 문제가 발생할 수 있다.

나는 강의를 할 때 호흡과 몸의 관계를 이해하기 쉽게 이미지로 떠올릴 수 있도록 수강생들에게 "지금부터 어깨를 움츠리는 동작을 2만 번 실시하면 어떻게 될지 생각해 볼까요?"라고 제안을 한다.

어깨를 움츠리는 동작을 2만 번 실시하는 데 걸리는 시간은 약 5~6시간이다. 5시간 후에는 분명 어깨가 퉁퉁 붓게 될 것이다.

이는 어디까지나 극단적인 사례이지만 호흡을 할 때마다 어깨를 아래위로 들썩이는 동작을 반복한다면 몸은 분명 비명을 지를 것이다. 매일 2만 번이나 호흡을 하니 말이다.

'어깨결림이 풀리지 않는다' '허리 통증이 지속된다'는 사람은 호흡할 때의 동작에 문제가 있을 가능성이 있다. 아무리 마사지나 스트레칭으로 통증을 완화시키려고 해도 일시적으로 풀릴 뿐 문제 있는 호흡법을 지속하는 한 악순환이 반복될 것이다.

따라서 우리 같은 트레이너들이 트레이닝과 컨디셔닝,(체력을 조절하는 활동) 재활치료를 시행하면서 목표로 하는 것은 '동작의 질을 높이는 것'이다.

사람은 태어나서 죽을 때까지 호흡하므로 '호흡'은 모든 활동의 바탕이 된다. 동작의 질을 높이고 다치지 않고 쉽게 피로해지지 않는 몸이 되려면 먼저 호흡하는 방법을 정상화해야 한다.

check
───

호흡은 생화학적・정신적・신체적인 3가지 측면에서 인간에게 중요하다.

평소의 호흡이 우리의 몸을 바꾼다

호흡만 바꿔도
도무지 사라지지 않았던
통증과 이상 상태가
해소된다.

/ '무릎 통증의 원인이
꼭 무릎'인 것은 아니다 /

내가 호흡에 관한 공부를 시작한 것은 2010년이다.

그때 나는 미국 메이저리그인 텍사스 레인저스의 팀 닥터가 운영하는 물리치료사(PT) 클리닉에서 선수들의 재활과 트레이닝을 담당했다.

지금도 그런 경우가 있지만 당시에는 선수가 무릎이 아프다고 하면 무릎 재활 운동과 트레이닝만 하는 것이 주류였다.

하지만 아무리 노력해도 무릎 통증은 해소되지 않았다.

그래서 생각해 낸 방법이 무릎의 '위와 아래'에 주목하는 것이다. 우리 몸의 각 부분은 모두 연결되어 있다. 이런 관점에서 생각해보면 발목을 사용하는 방법이나 고관절의 원활한 움직임, 하체 근력의 강약 등에 무릎 통증의 원인이 있다고 추측할 수 있다.

그래서 발목과 고관절 주변을 훈련했지만 무릎의 통증은 전혀 나아지지 않았다.

실제로 이렇게 해서 통증이 가라앉은 경우도 있었지만 정상적인 상태가 될 때까지 상당한 시간이 걸렸다. 과연 내 방식이 맞는지 확신하지 못한 채 일을 하는 상황이 계속되었다.

"더 근본적인 해결책은 없을까"

그렇게 고관절에서 골반, 엉치엉덩관절,(엉치등뼈와 엉덩뼈 사이에 있는 관절) 요추로 차츰 초점이 올라가다가 결국 체간 트레이닝에 열쇠가 있다는 결론에 이르렀다.

그래서 무릎 통증 치료에 체간 트레이닝을 도입했지만 역시 한계가 있었다. 다시 자문자답을 하기 시작했다.

"도대체 체간이란 뭘까?"

우선 체간의 정의를 분명히 하지 않으면 앞으로 나아갈 수 없다는 걸 스스로도 잘 알고 있었다. 주변 파트너들과 의논하면서 정보를 수집해 보니 **근본적인 문제는 호흡이다**"는 주장을 접하게 되었다.

그러던 어느 날 호흡에 관한 강습회가 있다는 말을 듣고 참여하기로 결정했다. 거기서 보고들은 사실은 나의 신체관뿐만 아니라 인생관을 통째로 바꿔 놓았다.

"지금까지 내가 공부했던 건 도대체 뭐였지?"

그런 생각이 들 정도로 강습회는 내 가치관을 뒤집어 놓았다. 내용은 뒤에서 자세히 설명하겠지만 내가 호흡에 대해 열심히 배우게 된 것은 바로 그때부터다.

호흡을 할 때 중요한 역할을 하는 '횡격막'은 요추에 붙어 있다. 횡격막이 무리하게 요추를 하루에 2만 번이나 계속 잡아당기면 당연히 허리에 통증이 느껴질 수밖에 없다.

횡격막이 요추를 잡아당기면 골반의 모양과 방향, 위치도 변한다. 이 변화는 대퇴골과 엉덩이 근육, 무릎에도 연쇄적으로 작용하는데 무릎에 통증이 나타나는 것은 바로 이 때문이다.

따라서 근본적으로 호흡이 바뀌지 않는 한, 뼈의 방향이나 위치가 개선될 수가 없다. 엉덩이 근육을 트레이닝했는데도 큰 효과가 없었던 이유를 그제야 깨달았다.

근본적인 문제는 호흡이다. 현재는 이런 생각을 하는 선수들이 호흡 트레이닝에 몰두하고 있다.

check
___

몸의 통증이나 이상 상태의 근본 원인이 호흡에 있는 경우가 많다.

호흡 × 경기력의 관계

일류 선수들이 보여주는 놀라운 경기력도 '호흡'이 지탱하고 있다.

/ 몸 상태가 부진했던 선수가
홈런을 연발하게 된 이유 /

호흡의 중요성에 대해 어느 정도 이해하게 되었을 즈음에, 나는 애리조나 다이아몬드백스라는 팀에 2시즌 동안 소속되어 선수들의 호흡을 정상화시키기 위한 도전을 시도하게 되었다. 당시 이미 재활 치료 종류에 호흡 운동이 포함되어 있었지만 선수들은 반신반의하면서 임하고 있는 상황이었다.

"또 호흡이야?"라며 무시하는 듯한 어조로 말하는 선수도 있었다. 선수에게는 호흡 트레이닝이 그다지 힘든 일은 아니다. 다만 일반 트레이닝과 재활 치료는 몸에 부하를 주면 실제로 '효과가 나타나는' 것을 느낄 수 있는데 비해, 호흡 운동에 따른 효과는 잘 느낄 수 없다는 특징이 있다.

그런데 횡격막의 긴장은 정신적인 긴장과도 깊이 연결되어 있다. 횡격막이 긴장한 상태로 편안하지 않으면 정신적으로도 긴장 상태에서 벗어날 수 없다.

어느 날 나는 부상을 당해 전열에서 이탈한 선수에게 호흡을 중심으로 한 재활 훈련을 시도했다. 어떻게 되었을까? 그는 다음 출전 경기에서 홈런을 쳤다.

그가 그런 결과를 낸 것은 몸이 사용하기 쉬운 상태가 되었기 때문이기도 하다. 게다가 마음이 편안해져서 타석에 들어설 때 정신이 맑은 상태였던 것도 큰 이유일 것이다.

야구라는 경기는 정신적인 요소에 따라 결과가 크게 좌우된다. 타자가 타석에서 공을 쳐다보면서 생각을 너무 많이 하면 몸이 즉각적으로 움직이지 않게 되므로 공을 제대로 칠 수가 없다.

그 후에도 그는 좋은 상태를 유지했지만 얼마 지나지 않아 몸 상태가 다시 서서히 나빠지게 되었다. 이번에는 그가 먼저 "그 운동 또 시켜 줘"라며 의뢰를 해 왔다. 그래서 다시 횡격막을 편안하게 만들어서 호흡을 정리해 주었더니 그는 경기에서 또 다시 홈런을 날렸다. 그는 흥분해서 말했다.

"호흡 운동을 한 덕분에 마음이 편안하고 정신이 맑은 상태로 타석에 설 수 있었어!"

이런 경험을 거치면서 나는 **호흡을 정리하는 것이 경기력 향상과 연결된다**는 것을 확신했다.

그런데 의외라고 생각할지도 모르지만, 프로 야구 선수보다 고교 야구의 유망 선수가 더 치열하게 트레이닝을 한다. 따라서 고교생이 프로 선수보다 더 긴 거리를 달릴 수 있다.

열심히 연습을 하던 고등학생이 프로의 세계에 들어가면 절대적인 훈련량이 줄어든다. 왜냐하면 미국 메이저리그에서는 시즌

162경기, 일본 프로 야구에서는 시즌 143경기를 치러야 하기 때문이다. 매 경기에서 좋은 결과를 얻기 위한 압박감과 싸우면서 플레이를 계속해야 한다.

따라서 장기전인 시즌에 맞춰 몸을 적응시켜 나가는 것이 중요하다. **빠른 발과 강한 몸을 만드는 것도 중요하지만 그에 못지않게 부상을 방지하고 정신력을 갖추는 것도 필요하다.**

바로 그런 점에서 호흡의 역할은 매우 크다고 할 수 있다.

운동선수의 호흡 개선에 관여하면서 문득 알게 된 것이 있다.

"호흡은 프로 선수에게만 적용해야 할 문제가 아니다."

하루하루를 편안하게 보내고 실력을 발휘해야 하는 것은 비즈니스맨은 물론 학생이나 가사와 육아에 분투하는 사람들에게도 마찬가지 입장이다. 호흡은 모든 사람이 매일 반복하고 있는 것으로 특별한 재능이나 몸을 갖추고 있지 않아도 개선될 수 있다.

그런 깨달음이 오늘날의 내 직업으로 이어졌다.

check
___

호흡력을 향상시키면 몸이 편안해지고 집중력이 높아지면서 경기력이 향상된다.

호흡 이론은 최근에 탄생한 걸까?

옛 동양인들은
'호흡에 대한 의식'을
자연스럽게 가지고 있었다.

/ 옛말이 말해 주는 호흡의 중요성 /

나는 미국에서 IAP(Intra abdominal pressure)라는 호흡을 배웠다. 이 호흡에서 중요한 개념 중 하나는 체코의 물리치료 사인 파벨 콜러(Pavel Kolar) 박사가 주창한 DNS(Dynamic Neuromuscular Stabilization) 이론에서 탄생한 것이다. DNS는 '동적 신경근 안정화'로 번역된다. 이는 아기의 발달 운동학에 기초한 것으로 체코에서 시작된 치료법이다.

이 호흡에 관한 이론을 부상 예방법으로 도입한 것이 미국의 메이저리그다. 메이저리그는 연간 162경기를 치르는데, 하루 2만 번 이상 반복되는 호흡이 흐트러진다면 시즌 동안 몸의 컨디션에도 큰 영향을 미치게 될 것이 분명하다.

효율적이고 안정적으로 몸을 사용하기 위해 호흡이 담당하는 역할은 상당히 크다. 그런 사실을 깨달은 후 IAP 호흡을 배워서 실천하게 된 것이다.

그런데 명확한 이론에 근거한 것은 아니지만 동양인도 예전부터 호흡을 중요시하면서 살아 왔다. 예를 들면 무술 세계에서는 연습 과정에서 계속적으로 단전에 집중하도록 가르친다. 단전이란 배꼽 아래에 있는 것으로 인간이 가진 에너지(기력)가 모이는 부위다. 이 단전으로 호흡을 반복함으로써 몸이 움직이기 쉬워진다. 초보자는 단전을 너무 의식해서 배를 집어넣는 바람에 숨을 쉬지 못하는 상태가 되기도 한다. 하지만 무술의 달인들은 숨을 내쉬면서 능숙하게 단전으로 공기를 주입시킨다.

'단전으로 공기를 집어넣는다'고 하면 다소 이해하기 어렵겠지만, 물리적으로 '호흡을 함으로써 복강 내압(IAP)을 높이는 것'과 비슷하다. 체코에서 주창한 이론은 예전부터 동양에도 존재하고 있던 것이다.

복강 내압(IAP)이 상승하면 몸이 안정된다. 사지가 움직이기 쉬워지고 어떤 상황에도 대응할 수 있게 된다. 옛날 사람들은 단전을 단련하면 몸이 편안해진다는 것을 피부 감각으로 이해했기 때문에 일상적으로 단전을 단련했다.

호흡과 깊은 관계가 있는 신체의 동작이나 상태는 종종 옛말로도 사용되어 왔다.

대표적인 것으로는 **'목이 돌아가지 않는다'**라는 말이 있다. 채무로 이러지도 저러지도 못하게 된 상태, 즉 '빚이 많아 옴짝달싹 못한다'라는 뜻의 말이다. '목이 돌아가지 않는다'를 물리적으로 설명하면 호흡할 때 목 주변의 근육을 사용한 상태를 말한다.

이렇게 되면 몸이 긴장 상태가 되어 냉정한 판단도 할 수 없다.

실제로 어깨로 호흡을 하는 사람은 말 그대로 '목이 돌아가지 않는' 상태가 되기 쉽다.

또 '**치료**'라는 말도 많이 사용된다. '병원에서 치료를 받는다' '치료요법' 등으로 사용되는데, 긴장했을 때 가슴에 손을 얹어보면 확실히 편안함을 느낄 수 있다. 이는 가슴에 손을 얹으면 그 반사 작용으로 횡격막이 억제되면서 돔 형태를 만들기 때문이다. ('늑간신경·횡격막 반사'라고 한다.)

뒤에서 설명하겠지만 횡격막이 돔 형태가 된다는 것은 숨을 제대로 내쉬고 있다는 뜻이다. 즉 부교감 신경이 우위가 되어 정신적으로 편안해진 상태를 말한다.

우리가 가족과 포옹을 할 때 왠지 마음이 편안해진다거나, 엄마가 아이의 등을 문질러 주면 아이가 편안해지는 것은 실제로 이치에 맞는 행동을 했기 때문이다. 효과를 실감하기 때문에 옛날부터 해왔던 것이다.

check

최신 호흡 이론과 무술에서 전해 내려오는 단전 호흡법에는 공통점이 있다.

대부분의 비즈니스맨은 보상적 호흡을 한다

운동 부족,
스트레스 과다의 시대에는
호흡을 개선하는 것이 필수

/ 환경이 호흡을 힘들게 한다 /

대부분의 현대인들이 몸에 상당한 부담이 되는 호흡을 하고 있다. 그러면 현대인들은 왜 호흡을 제대로 할 수 없게 되었을 까.

첫 번째 이유는 '운동 부족'이다. 옛날 사람들과 비교하면 현대인들은 좀처럼 달리지도 걷지도 않으며 쪼그리고 앉지도 않는다.

옛날 사람들은 떨어지는 열매를 줍고 나무에 올라가 과일을 따먹었다. 시대를 더욱 거슬러 올라가면 짐승을 쫓아가서 사냥을 하고 강에 들어가서 물고기를 잡았다. 즉 생활과 운동이 직결되어 있었다.

어린 시절에는 친구와 놀거나 운동을 하면서 몸을 움직이는 일이 많았다. 하지만 성인이 된 후에는 특별히 운동을 하지 않아도 생활하는 데 아무런 문제가 없다. 회사에 출근할 때는 전철이나 버스, 자가용을 타고 내려서는 엘리베이터나 에스컬레이터를 이용하면 계단을 오르내릴 필요도 없다.

직장에서는 줄곧 의자에 앉아서 컴퓨터로 작업하는 사람들도 많다. 헉헉거리며 숨을 몰아쉬는 것은 고객과의 약속에 늦지 않으려고 달려가야 할 때뿐이다.

또 불과 얼마 전까지만 해도 필요한 것이 있으면 우리는 가게에 가서 물건을 구입했다. 그런데 지금은 인터넷에서 클릭만 하면 대부분의 물건이 집으로 배달되므로 운동 부족은 매일 가속화되고 있다.

호흡은 호흡근이라는 근육의 작동과 관련되어 있다. 그런데 운동 부족으로 인해 호흡근이 제대로 사용되지 않는데도 일상생활에서는 별다른 지장을 못 느끼기 때문에 자신도 모르는 사이에 호흡이 점점 서툴러진다.

원인(猿人)이 직립 이족 보행을 하게 되었고 → 창을 비롯한 도구를 갖게 되었으며 → 공구를 가지게 되었고 → 컴퓨터 앞에 앉게 되었다, 라는 인류의 진화를 묘사한 일러스트를 독자들은 본 적이 있을 것이다. 이를 과연 진화라고 해야 할지 퇴화라고 해야 할지 모르겠다.

과도한 스트레스에 짓눌려 현대인들의 호흡은 더욱 흐트러져 갔다. 그리고 그런 사실을 스스로 알아채지 못한 채 일상생활을 해 왔다.

나는 체육관에 오는 고객들에게 쪼그리고 앉거나 네발로 기어가도록 동작을 주문하기도 한다.

쪼그리고 앉거나 기어가는 동작은 숨을 제대로 내쉬지 못하면 할

수 없다.

예를 들어 물이 가득 들어 있는 페트병을 떠올려 보자. 이것을 억지로 비틀려고 하면 꿈쩍도 하지 않는다. 하지만 많이 물을 뺀 다음 공간이 생긴 페트병은 쉽게 비틀 수 있다. 우리 몸도 같은 원리다. 숨을 내쉼으로써 몸에서 공기가 빠지면 '쪼그리고 앉는' 동작이나 '기어가는' 동작을 할 수 있다.

옛날 사람들은 일상생활을 하면서 자연스럽게 이런 동작을 했지만 지금은 굳이 하지 않아도 살아갈 수 있다. 그러다 정신을 차려보면 숨을 제대로 내쉬지 못해 부담스러워진 호흡 때문에 허리나 어깨 혹은 무릎 통증을 안게 되는 경우가 있다.

그래서 우선 제대로 된 호흡을 하기 위해 컨디셔닝을 할 필요가 있다.

check
───────────────────────────────────────
호흡력의 저하는 운동 부족과 과도한 스트레스 때문이다.

도무지 낫지 않은 몸의 이상 상태×호흡의 관계

도무지 낫지 않는 '어깨결림' '허리 통증'은 호흡의 보상 작용 때문이다.

/ 보상을 받아들인 부분에 이상 상태가 나타난다 /

얼마 전 어느 보이스 트레이닝 강사와 대화를 나눴는데 그는 "기술적인 면에서 향상되지 않는 학생들은 대체로 자세에 문제가 있습니다"라는 조언을 해주었다. 그의 말에 따르면 기술적인 부진을 겪고 있는 학생에게는 **자세 측면에서 '어깨가 올라가' 있거나 '허리가 굽어' 있는 등 몇 가지 패턴으로 분류되어** 증상이 나타난다는 것이다.

과연 프로는 세심한 부분까지 주의 깊게 관찰하는구나, 라는 생각이 들었다.

몸에 통증을 안고 있는 경우 자세만 봐도 아는 사람은 안다.

자세는 '보상(補償)'이라는 패턴으로 나타난다. 보상이란 무엇인가로 대체하려는 것이다. 몸이 본래 해야 할 동작을 취할 수 없는 경우, 뇌는 멋대로 보상을 해주고 행동 목표를 달성하려고 한다.

예를 들어, 걸을 때 다리를 제대로 들어올리기 어려워진 노인이 발을 끌며 걷거나, 다리를 옆으로 흔들어 앞으로 내밀며 걷는 경우가 있다. 다리를 제대로 들어올리기 어려운 이유는 근육이 쇠약해졌거나 가동성을 잃었기 때문이다. 어쨌든 정상적으로 걸기가 어렵기 때문에 다른 근육으로 보충하면서 걷는다는 목표를 달성한다.

보상이 어떻게 나타날지는 그 사람이 놓여 있는 환경이나 상태, 시각, 스트레스, 잠을 자는 침대, 신고 있는 신발 등 많은 요소에 따라 좌우된다. **사람마다 자세나 동작이 다른 것은 몸의 컨디션이나 환경에 따라 최적의 자세와 동작을 취해 왔기 때문이다.**

보상은 생생한 증거라고 할 수 있으므로 무턱대고 부정할 수 없다. 또 보상 동작을 하고 있다고 해서 바로 문제가 생기는 것도 아니다. 현대인은 달리지 못해도 사자에게 습격 받을 걱정은 없으며, 다리가 불편해도 택시나 엘리베이터를 이용하면 일상 생활에는 대체로 문제가 없다. 다만 **보상이 몸의 전반적인 부조화로 이어질 가능성이 있다.** 대표적인 문제로는 다음과 같은 것이 있다.

- 본래 사용하는 근육이 아닌 다른 근육을 사용함으로써 이 근육에 부담이 되고 이것이 통증으로 이어진다.
- 근력 저하와 자세 변화로 인해 관절에 부담을 주어 변형성 관절증을 일으킨다.
- 동작이 비효율적이기 때문에 쉽게 피로해지거나 운동 부족 상태가 된다.

호흡도 마찬가지다. **본래 사용해야 할 호흡근을 사용해서 호흡을 하지 않을 경우, 보상 작용에 따라 동작을 떠안은 근육에 큰 부담이 된다.**

어깨로 호흡을 해서 어깨가 솟아 있는 사람, 목으로 호흡을 해서 목이 앞으로 쑥 나와 있는 사람은 틀림없이 보상 작용으로 호흡을 했다는 증거다. 횡격막이 요추를 잡아당기고 있는 사람은 허리가 휘어진 상태, 즉 '요추전만'이 된다.

이런 동작을 하루에 약 2만 번씩 계속하면 당연히 통증이 동반될 수밖에 없다.

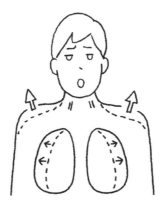

보상적 호흡을 하는 모습

check

호흡의 보상 작용이 알게 모르게 몸에 부담을 주어 몸에 이상 상태를 초래한다.

자율 신경×호흡의 관계

자율 신경에 의식적으로 접근할 수 있는 것은 호흡뿐이다.

/ 교감 신경과 부교감 신경은
액셀과 브레이크의 관계 /

'자율 신경을 정리한다'라는 말을 들어 본 적이 있을 것이다.

신경은 몸의 각 부분과 뇌를 연결하는 네트워크에 해당한다. 몸의 구석구석에 깔려 있는 이 네트워크는 많은 정보와 명령을 전달하는 역할을 담당한다.

신경은 뇌와 척수에 있는 '중추 신경'과 온몸에 퍼져 있는 '말초 신경' 2가지로 나눌 수 있다. 쉽게 말하면, 중추 신경은 '명령을 내리는 신경'이고 말초 신경은 '정보를 전달하는 신경'이다. 말초 신경은 다시 '체성 신경'과 '자율 신경'으로 구분한다.

체성 신경(somatic nerve)은 신체가 인식하는 정보를 뇌에 전달하고 뇌의 명령을 받아 손과 발을 움직이게 하는 기능을 담당한다. 우리는 이 신경을 이용해서 의식적으로 손과 발을 움직일 수 있다. 즉 몸의 신경은 의식적으로 제어할 수 있는 신경이다.

반면에 자유롭게 제어할 수 없는 것이 자율 신경이다. 자율 신경은 생명 유지와 관련되는 체온 조절, 혈액 순환 등의 기능과 내장 기관의 작동, 음식을 소화시키는 기능에도 관여한다.

우리는 식사를 한 뒤에 "지금부터 위를 작동시켜서 먹은 것을 소화시키자" "혈당치가 올라갔으니까 췌장에서 인슐린을 분비시켜 세포에 있는 포도당을 처리하자"라는 식으로 자율 신경을 의식적으로 작동시키지는 못한다.

자율 신경은 우리의 의식과는 무관하게 '자율적'으로 24시간 쉬지 않고 일한다.

좀더 자세히 설명하면 **자율 신경은 다시 '교감 신경'과 '부교감 신경'으로 나뉜다.**

교감 신경은 혈관을 수축시켜 혈압을 상승시키거나 아드레날린 분비를 촉진시키는 기능을 한다. 즉 사람을 활동시키기 위한 태세를 갖춰주는 신경이므로 낮에 우위가 된다.

한편 부교감 신경은 위(胃)와 장(腸)을 촉진하고 심장 박동수와 혈압을 낮춰서 심신을 쉬게 하는 기능을 한다. 따라서 잠자고 있을 때와 편안하게 쉬는 야간에 우위가 된다.

즉, 우리가 사무실에서 일을 할 때는 교감 신경이 집에 돌아가서 휴식할 때는 부교감 신경이 활발해진다.

교감 신경과 부교감 신경의 관계는 액셀과 브레이크의 관계와 비슷하다. **자동차가 엑셀과 브레이크를 번갈아 사용하면서 안전 주행을 하는 것과 마찬가지로 사람도 교감 신경과 부교감 신경의 균형을 유지하면서 일상생활을 영위하고 있다.**

'자율 신경이 흐트러지면 병이 생긴다'는 말을 들은 적이 있을 것이다.

스트레스를 안고 살아가는 현대인들은 대부분 교감 신경이 우위에 있다. 그래서 부교감 신경의 기능을 활성화시킬 필요가 있지만 한 가지 문제가 있다. 우리는 자율 신경을 의식적으로 작동시킬 수 없다는 사실이다.

이 문제를 해결하기 위해 누구나 쉽게 할 수 있는 것이 '호흡'을 조절하는 것이다. 자율 신경은 호흡 작용에 관여하기 때문에 호흡을 통해 제어할 수 있다.

우리는 평소에는 자율 신경이 작동함에 따라 무의식적으로 호흡을 하고 있다. 그런 반면에 일부러 "크게 숨을 들이마시자" "지금은 숨을 멈추자"라고 생각하면서 의식적으로 호흡을 할 수도 있다. 이는 엄청나게 중요한 사실이다. 즉 자율 신경에 접근하려면 호흡을 조절하면 된다.

구체적으로는 숨을 들이마시는 것은 교감 신경, 숨을 내쉬는 것은 부교감 신경과 관련된다. 즉 몸을 부교감 신경 우위를 유지하기 위해서는 숨을 내쉬는 시간을 길게 유지하면 된다.

check
───────────────────────────────────
자율 신경에 유일하게 접근할 수 있는 것이 호흡이다.

이론보다 몸으로 느끼는 것이 중요

　지금까지는 호흡이 왜 중요한지에 대해 말했다. 나는 트레이너로서 호흡을 주제로 세미나나 토론을 할 기회가 자주 있다. 참가자들에게는 이론 수업뿐만 아니라 실제로 호흡 운동을 하게한다. 자세한 설명은 생략하겠지만 어쨌든 수강자들에게 몸을움직이도록 하고 있다.

　-몸을 움직이면 시간이 지난 뒤 여러분 모두 개운한 기분이 될것입니다.

　"뭔가 편안해진 느낌이에요."

　"몸이 가벼워진 것 같습니다."

　참가자들은 그런 느낌을 간직한 채 돌아간다. 상당히 즐거운일이다.

　뛰어난 트레이너 중에는 수다스러운 사람이 많다. 그들은 원래 인체에 대해 관심이 많은 사람들이다. 운동의 원리에 대한 질문을 받으면 공부를 많이 한 사람일수록 아주 세부적으로 설명을 한다. 말하자면 자동차 마니아가 차에 대한 화제가 나오면 말을 멈추지 못하는 것과 마찬가지다.

　트레이너에게 "견갑골 주변을 움직여 보세요"라는 요청을 받았을 때, "어떤 근육과 어떤 관절을 움직이면 되는 거예요?"라는질문을 반드시 해보기 바란다. 곧바로 정확한 대답을 할 수 있는 트레이너는 신뢰할 수 있는 사람이다.

물론 일방적으로 장황하게 설명을 늘어놓는 트레이너가 늘고 있는 것도 사실이다.

"○○를 움직일 때는 □□근육과 □□근육을 사용해야 합니다."

"△△근육과 ☆☆근육을 뒤바꿔서 사용하면 문제가 생길 수 있으니 풀어주어야 합니다."

이런 식의 지나치게 긴 설명은 바람직하지 않다. 듣는 사람은 머리로 생각을 너무 많이 하게 되므로 몸을 제대로 움직이지 않게 된다. 어느 정도 지식이 몸에 배어 있어도 몸이 움직이지 않는다면 본말이 전도된 셈이다.

나는 긴 설명을 하는 대신 "어느 부분이 효과가 있다고 느끼십니까?"라는 질문을 자주 한다.

"그건 지금 하는 운동이 맞지 않을 가능성이 있어요."

"좋은데요. 그 운동을 계속하면 됩니다."

이렇게 그들의 답변에 따라 운동을 변경하거나 유지하도록 권한다. 어쨌든 머리로 생각을 너무 많이 하는 것보다 실제로 느껴보는 것, 감각을 가지는 것이 의미가 있다.

이 책은 호흡에 대한 해설서이기도 하므로 다소 설명적인 점이 있다. 하지만 어디까지나 중요한 것은 이론보다 몸으로 직접 실천하는 것이다. 어느 정도의 지식이 몸에 배면 반드시 호흡 운동에 도전해 보길 바란다.

　혹시 이론은 일단 제쳐두고 실천부터 하고 싶다, 라고 생각하는 독자도 있을 것이다. 그런 독자라면 지금 바로 운동에 대해 소개하는 제2장의 끝부분과 제5장으로 건너뛰어도 상관없다.

제2장

숨을 제대로 내쉬기만 해도 많은 문제가 해결된다

호흡, 도대체 어떤 방법이 정답일까?

단 하나의 정답이 아니라 '중립성(neutrality)'을 유지하는 것이 목표다.

/ 상황에 맞는 호흡을 할 수 있을까? /

내가 세미나에서 호흡을 주제로 강의할 때면 사람들은 제일 먼저 이런 질문을 한다.

"올바른 호흡이란 어떤 호흡을 말합니까?"

왜 그런 질문을 하는지 충분히 이해한다. 많은 사람들이 '호흡 법의 정답'에 대해 '배가 ○○처럼 움직이고, ○○같은 자세를 취하고 ○○처럼 숨을 들이쉬고 내쉰다'라는 이상적인 '모습'을 요구한다.

하지만 잠시 생각해 보자. 이상적인 모습을 요구할 때는 그것이 유일한 정답이며, 그 이외의 모습은 틀렸다고 생각하기 쉽다. 하지만 어떤 호흡이든 정답일 수 있고, 어떤 호흡이든 오답이 될 수 있다.

"어?! 그게 무슨 말이지?"라고 의아해 하는 사람도 많을 것이다.

내가 말하고 싶은 것은 **'상황에 따라 호흡을 할 수 있는 것이 중요하다'**는 것이다.

예를 들어, 당신이 중요한 거래를 하러 가는 도중에 차량 문제로 전철이 멈춰 버렸다고 하자. 그런데 3분이 지나도 5분이 지나도 움직일 기미가 보이지 않는다. 당신은 점점 초조함을 느끼기 시작할 것이다.

"큰일이네, 이대로 기다리다 지각하고 말 거야!"

다행히 잠시 후 전철 운행이 재개되었지만 목적지 역에 도착하니 약속 시간까지 얼마 남지 않았다. 시간을 확인하자마자 당신은 상대방의 사무실을 향해 필사적으로 뛰어간다. 평소의 운동 부족이 원인이 되어 흐느적거리며 달리지만 어쨌든 시간에 빠듯하게 도착했다. 다행히 약속 시간에 늦지 않았다.

이때, 당신의 호흡은 어떤 상태일까? 심장은 두근거리고 헐떡거리며 '하아하아'하고 거친 호흡을 반복해서 내쉴 것이다.

가슴이 팽창하고 갈비뼈도 벌어진 상태이므로 일단 공기를 넣기 위한 '부자연스러운' 호흡을 한다. 하지만 이런 경우 그런 부자연스러운 호흡이 필요하다. 오히려 이런 상황에서 어깨를 아래위로 들썩이는 다소 요란스러운 호흡을 할 수 없다면 그게 더 문제다.

필요할 경우 숨을 멈추는 능력도 중요하다. 예를 들어, 거리를 걸어가다가 담배를 피우는 사람과 스쳐 지나가는 경우가 있다. 이때 순간적으로 숨을 멈추지 못한다면 담배 연기를 많이 마실 수밖에 없다.

걸으면서 동시에 숨을 쉬다가 순간적으로 호흡을 멈추고 담배 연기가 닿지 않을 때까지 재빨리 지나가야 한다. 상당히 힘든 일이다. 하지만 비상시에는 비상시에 맞는 호흡을 해야 하는 법이다.

이에 비해 평상시에 일을 하다가 어깨를 들썩이거나 잠시 바닥에 떨어져 있는 물건을 줍거나 할 때 숨을 멈추면 문제가 된다.

호흡법에서 정답이란, '상황에 잘 맞춰서 호흡을 하는 것'이다. 이것을 '중립성'이라고 한다. 중립성이란 간단히 말하면, 어느 쪽으로도 갈 수 있는 능력이 있다는 뜻이다. 반대로 중립성을 잃은 '잘못된 호흡'이란 한쪽으로 치우친 호흡을 말한다. 따라서 호흡에 절대적인 정답이 있다고 단언할 수는 없다.

심신에 부담을 주지 않는 호흡에는 몇 가지 포인트가 있다. 이제부터 자세히 살펴보자.

check
_____

'필요할 때 필요한 호흡을 할 수 있는 힘'을 되찾는다.

현대인의 호흡, 무엇이 문제일까?

많은 사람들이
숨을 '너무 들이마시고' 있다.
그리고 이런 사실을
인식하지 못한다.

/ 대부분의 사람들이
숨을 너무 들이마시고 있다 /

호흡을 할 때 많은 현대인들에게 공통된 문제점이 있다.

바로 '숨을 들이마시는 시간이 길다'라는 점이다. 말하자면 숨을 제대로 내쉬지 못하는 사람이 많다는 뜻이다.

38페이지에서 자율 신경과 호흡의 관계에 대해 설명했는데, 숨을 들이마시는 시간이 길어지면 교감 신경이 우위가 되어 '항상 긴장한 상태'에 빠져 있다.

또 PH(수소 이온 농도 지수) 균형이 무너지면 몸 조직은 염증이 발생하기 쉬운 상태가 된다. 피부염을 일으키기 쉽고 위장과 소화 기관의 문제가 자주 나타나는 것도 숨을 과하게 들이마시기 때문이다.

교감 신경 우위가 되면 통증을 쉽게 느끼는 과민한 상태가 된다. 몸에 어떤 문제가 발생하면 바로 통증을 느끼고 병원이나 클리닉으로 쫓아가는 행위를 반복한다.

즉, 염증이 발생하기 쉬운 몸이 된다→몸에 문제가 발생한다→통증을 쉽게 느끼므로 몸의 이상 상태를 자주 느끼게 된다, 라는 악순환이 정착된다.

실제로 통증을 느끼면 곧바로 휴식을 취해야 하지만 현실적으로는 쉬운 일이 아니다.

매일 해야 할 바쁜 업무와 인간관계에 대한 부담 같은 것들이 쉴 틈을 주지 않기 때문이다.

예전에는 퇴근을 하면 일에 대한 부담감에서 일단은 해방되었다. 하지만 지금은 스마트폰으로 밤이든 휴일이든 상관없이 메일이나 LINE 메신저로 업무와 관련된 연락이 당연한 듯이 들어온다.

침대 속으로도 스마트폰을 가지고 들어가서 블루라이트를 받으며, 이 상태로 취침을 하기 때문에 당연히 잠도 얕아진다. 그리고 다음날 아침이 되면 또 일찍 일어나 붐비는 지하철을 타고 흔들리면서 출근한다. 생각만 해도 스트레스가 쌓인다. 쌓인 스트레스를 빨리 해소하려고 술을 마시면 결과적으로 몸에는 더 많은 염증이 발생한다.

서투른 호흡을 하기 때문에 제대로 쉬지 못하는 걸까. 아니면 쉬지 못해서 호흡이 서툴러진 걸까.

'닭이 먼저냐 달걀이 먼저냐'라는 이런 딜레마에 빠지면 좀처럼 벗어나기 어렵다.

먼저 내가 숨을 너무 들이마시고 있다는 사실을 깨닫는 것이 중

요하다. '숨을 너무 들이마시면 안 되는데'라고 나 자신을 부정할 것이 아니라 '요즘 바빠서 숨을 너무 들이마셨나 봐'라고 자신의 성실한 모습을 인정해 주는 것이다. 그런 다음 자신이 숨을 제대로 내쉬고 있는지 생각해 보자.

check
먼저 자신이 '숨을 지나치게 들이마시는지' 여부를 생각해 본다. 그리고 제대로 내쉬는 습관을 가지는 것을 목표로 한다.

심호흡은 정말 몸에 나쁠까?

깊은 호흡 자체는 OK.
포인트는 숨을 지나치게
들이마시지 않는 것이
중요하다.

/ 심호흡을 하면 안 돼? /

최근 베스트셀러 중에 '심호흡은 몸에 나쁘다'고 주장하는 책이 있다. 그 영향인지 "심호흡을 하면 안 되나요?"라는 질문을 자주 받는다.

심호흡도 '지나치게 들이마시는 것은 좋지 않다'라는 측면에서는 같은 원리다.

'심호흡'이라고 하면 양손을 벌리고 숨을 깊이 들이마신 뒤 '훅' 하고 내쉬는 것을 본 적이 있을 것이다. 바로 이것이 문제다. **숨을 너무 많이 그리고 크게 들이마시기 때문이다.** 결과적으로 내쉬는 것보다 더 많이 들이마시는 것이 문제다.

내가 세미나에서 "숨을 크게 내쉬세요"라고 하면 대부분의 사람들은 일단 숨을 깊이 들이마신다. 심호흡을 하려고 하는 게 분명하다.

갑자기 숨을 내쉴 수 있는 사람은 극소수다.

"제 말은 숨을 깊이 들이마시는 게 아니라 '내쉬라'는 뜻이었어요."

"네. 확실하게 내쉬었는데요."

"아니, 지금 들이마셨잖아요?"

"일단 들이마셔야 내쉴 수 있으니까요."

대화가 이런 식으로 흘러가는 경우가 많다.

나는 사람들이 이미 숨을 지나치게 들이마셨다는 걸 알기 때문에 내쉬라고 말한 것이다. 하지만 사람들은 '숨을 들이마셔야 내쉴 수 있다'는 생각에 대부분 사로잡혀 들이마시기에만 너무 집중한다.

갑자기 숨을 들이마실 수는 있지만, 갑자기 숨을 내쉬지는 못한다. 바로 이것이 숨을 너무 들이마시고 있다는 증거다.

숨을 내쉬기 전에 들이마시고 싶은 것은 이산화탄소에 대한 내성이 낮기 때문이다. 평소 숨을 너무 들이마신 상태로 있으면 이산화탄소에 대한 내성이 떨어져서 이산화탄소에 과민하게 반응하게 된다. 따라서 '몸에 이산화탄소가 너무 많다'고 센서가 반응해서 '숨을 들이마셔라'라는 명령을 계속 내리는 것이다. 이산화탄소에 대한 내성이 낮아진 이유는 스트레스나 과음 등 다양한 이유가 있다.

따라서 심호흡이 나쁜 것이 아니라 엄밀하게 말하면 '지나치게 들이마시는 심호흡을 하지 말라'는 뜻이다. 깊이 내쉰다는 의미가 포함되어 있는 '심호흡'이라면 인정할 수 있다.

지금 갑자기 숨을 내쉴 수 있는지 시험해 보자.

숨을 완전히 내쉰 뒤에도 곧바로 들이마시지 말고 한두 템포(1~2 박자) 쉬는 것이 좋다. 단적으로 말하면 숨을 내쉰 뒤 그대로 20초 정도 숨을 멈추는 방법도 괜찮다.

걷고 있을 때라면 숨을 내쉰 뒤 10걸음 정도 숨을 멈추고 걷는 것도 괜찮다. 예를 들어 집에서 역을 향해 걸을 때 숨을 내쉬고 10걸음 정도 걸어가 멈춘 뒤 들이마신다. 다시 숨을 내쉬고 10걸음 정도 가서 숨을 멈춘 뒤 들이마신다. 이런 행동을 반복한다.

상당히 힘들겠지만 이것이 가능하게 되면 이산화탄소에 대한 내성이 높아진다. (도로에서 의식을 잃을 수도 있으므로 무리는 하지 않기를 바란다.)

check

이산화탄소에 대한 내성을 키워서 '과호흡'의 악순환에서 벗어나자.

이런 호흡법, 지금 당장 멈춰야 한다!

구강 호흡을 하면 면역력이
저하되고
모든 면에서 건강상
위험을 초래한다.

/ 지금 당장 멈춰야 할 최악의 호흡법 /

또 한 가지 나쁜 호흡으로 들 수 있는 것이 구강 호흡이다. 입을 벌린 채 호흡을 반복하는 행위는 인체에 엄청난 문제를 발생시킨다. 지금 당장 멈춰야 한다.

그러면 구강 호흡을 하면 어떤 문제점이 발생할까.

첫째, **면역력의 저하를 초래한다.** 호흡이 코를 통하지 않는다는 것은 코가 지닌 여과 작용이 사용되지 않는다는 것을 의미한다. 입으로 호흡하면 세균이나 바이러스가 몸에 들어가기 쉬우므로 결과적으로 감기나 질병을 일으키기 쉽다.

또 입으로 호흡하면 많은 공기가 들어오므로 폐 속과 외기의 기압이 같아진다. **결과적으로 횡격막을 움직이지 않아도 호흡을 할 수 있기 때문에 내장이 움직이지 않아 기능이 저하되고, 교감 신경 우위도 해소되지 않는다.**

일산화질소는 혈관 확장, 체온 상승, 분비계와 면역계 및 생식 기관의 기능 향상, 긴장 완화 효과 등의 작용을 한다. 그런데 구강 호흡을 하면 비강에서 분비되는 일산화질소(NO)를 폐 안으로 충분히 빨아들이지 못한다. 또 비강 호흡은 구강 호흡보다 최대 20% 더 많은 산소를 흡입할 수 있다고 한다.

일상적으로 구강 호흡을 계속할 경우 결과적으로 혈관이 확장되지 않아, 면역력이 저하되고 생식 기능도 저하될 수 있다. 혈관이 확장되지 않으면 심장 질환과 뇌졸중의 위험도 높아진다.

내가 관찰한 바에 따르면, 50~60대 경영자 대부분이 구강 호흡을 하고 있다. (물론 그렇지 않은 사람도 있겠지만) 경영자들은 바쁜 업무에 쫓기는데다 직원들의 생계까지 부담하고 있는 입장이므로 큰 스트레스를 받는다. 게다가 회의나 접대 등으로 술을 마실 기회도 많다. 술을 마시고 귀가해서 입을 벌린 상태로 코를 엄청나게 골면서 잠을 잔다. 이런 식의 패턴이 반복되면 당연히 피로가 풀리지 않는다. 술을 마시는 것은 괜찮다. 술을 마신 날 밤에는 수면이 부족하고 부자연스러운 호흡을 하는 것도 괜찮다. 다만 그 후 원래 상태로 돌아가야 한다.

우선 자신이 '구강 호흡을 하고 있다' '숨을 너무 들이마신다'는 사실을 인식해야 한다.

치과 위생사에게 들은 말을 소개한다.

누군가에게 갑자기 "어젯밤에 뭘 먹었어?"라는 질문을 받는다고 할 경우 우리는 어떤 대답을 할지 잠시 생각하게 된다. 이때 입이 열려 있다면 아마도 입 호흡을 하고 있을 가능성이 높다. 스스로 비강 호흡으로 개선할 수 없다면 의료기관에서 진료를 받는 등 전문가의 조언을 받는 방법도 있다.

구강 호흡을 할 경우 확인해야 할 것이 혀의 위치다.

원래 위턱에 붙어 있어야 할 혀가 떨어져 있으면 아래턱의 무게에 실려 입이 벌어진다. (코로 호흡을 하는 사람도 혀의 위치가 떨어져 있는 경우가 있다.)

잠을 잘 때 혀가 떨어져 있으면 기도가 막혀 버린다. 기도가 막히면 좁아지므로 코골이를 하거나 무호흡이 되기 쉬운 단점이 있다. 수면의 질도 크게 저하된다.

구강 호흡을 방지하기 위해 잠잘 때 입이 벌어진다면 입술에 테이프를 붙이는 방법을 이용해도 된다. '코 호흡 유도 테이프' '입 벌림 방지 테이프' 등의 명칭으로 다양한 상품이 판매되고 있다. 이런 상품들은 입술에 세로로 붙여서 호흡을 개선하는 용도로 사용된다. 이처럼 테이프 붙이기를 시도해 보는 것도 좋은 방법이다.

check
_____

면역력 저하와 근력(호흡력) 저하를 초래하는 '구강 호흡'은 반드시 멈춰야 한다.

호흡이 얕아지고 빨라지는 이유는?

호흡할 때
움직여야 할 '횡격막'이
제대로 작동되지 않고
있다는 증거다.

/ 대부분의 사람들은 자각을 하지 못한 채
'얕고 빠른 호흡'을 반복한다 /

숨을 제대로 쉬지 못하는 사람들은 대부분 조금씩 나누어서 얕은 호흡을 반복한다.

"아, 지금 내 호흡이 얕구나"라고 느낄 수 있다면 다행이지만 대부분의 사람들은 자각을 하지 못한 채 얕은 호흡을 반복한다.

필라테스나 요가 강사들은 레슨을 할 때 이런 말을 자주 한다.

"얕은 호흡이 아니라 느리고 깊은 호흡을 하세요."

그런데 수강생들이 '깊은 호흡'이 어떤 것인지 그 뜻을 이해하고 있을까.

호흡이 얕은지 깊은지 '횡격막'의 모양을 보면 쉽게 알 수 있다.

약간 큼직한 그릇을 상상해 보자. 이 그릇이 신축성이 좋아서 깊어졌다가 얕아졌다가 자유자재로 변할 수 있다고 해 두자. 쉽게 설명하면 이 그릇을 거꾸로 뒤집어서 갈비뼈 하부에 붙인 것이 바로 횡격막이다.

호흡이란 '폐를 이용해서 공기를 출입시키는 것'이다. 그런데 실제로는 폐가 스스로 움직이는 것이 아니라 폐의 아래쪽에 있는 횡격막이 움직임으로써 공기가 폐 속으로 들어가거나 밖으로 밀려나는 것이다.

오해할 수도 있지만 횡격막도 어엿한 근육이다. 근육은 힘을 주면 짧아지고 힘을 빼면 길어진다. 알통을 만들어 보면 쉽게 이해할 수 있다.

이완된 상태에서는 위쪽으로 볼록한 돔 형태의 근육인 횡격막은 숨을 들이마시면 수축해서 아래쪽으로 내려가므로 돔 형태의 천장이 낮아진다. 그러면 횡격막 바로 위에 위치한 폐가 확장되면서 공기가 들어간다. 이것이 숨을 들이마실 때마다 움직이는 횡격막의 모습이다.

반대로 숨을 내쉬면 횡격막이 이완되어 늘어나 돔 형태의 천장은 원래의 높이로 되돌아간다. 이때 폐에 있던 공기가 밀려나간다. 이것이 숨을 내쉴 때마다 움직이는 횡격막의 모습이다.

횡격막은 숨을 들이마실 때 수축하고, (천장이 낮아지고) 내쉴 때 이완된다. (천장이 높아진다.) 이처럼 횡격막의 상하 운동에 의해 호흡 운동이 이루어진다는 사실을 확실하게 이해해 두자.

그런데 **'호흡이 얕다'는 말은 횡격막이 긴장해서 짧아진 상태(천장의 커브가 완만한 상태)로 호흡을 반복하고 있다는 뜻이다.** 이런 상태로는 한 번에 충분한 호흡을 할 수 없기 때문에 당연히 호흡의 빈도가 높아진다. 조금씩 나누어서 호흡을 반복하게 된다는 뜻이다.

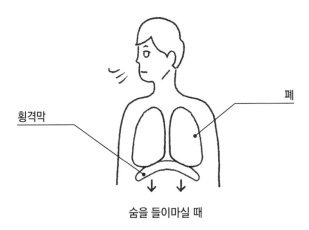

횡격막

폐

숨을 들이마실 때

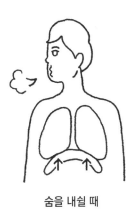

숨을 내쉴 때

깊은 호흡을 하는 사람의 폐활량은 크다고 생각할 수도 있다. 하지만 폐의 용량에는 개인차가 있는데 단지 절대량이 크다고 해서 깊은 호흡을 할 수 있는 것은 아니다.

실제로 공기를 들이마신 후 완전히 내쉬지 못하는 사람들이 많이 있다.

이런 사람은 폐활량을 측정할 때는 많은 숨을 내쉬지만, 평소에는 완전히 내쉬지 못한 상태로 호흡을 반복하고 있다.

여기서 중요한 것은 숨을 내쉴 때 횡격막 천장이 얼마나 높아졌는가 하는 점이다.

그런데 한 가지 문제가 있다.

횡격막의 움직임을 직접 상상해 보는 것이 어렵다는 점이다.

어쨌든 횡격막의 움직임은 눈으로 볼 수 없기 때문에 "지금 횡격막이 긴장했구나. 이제 편안하구나"라고 자각하지 못한다.

실제로 횡격막이라는 근육에는 수용체(근육 자체의 신축을 감지하는 일종의 센서)가 적게 배치되어 있다. 하루 2만 번씩 운동하는 횡격막으로 많은 정보가 들어오면 뇌가 부담을 느낄 수도 있지만, 반면에 수용체가 적으면 횡격막이 지금 무슨 일을 하고 있는지 잘 이해하지 못한다는 문제가 있다.

따라서 횡격막을 제대로 사용하면 정상적인 호흡을 할 수 있을지 여부는 다른 관점에서 판단해 보기로 한다. 뒤에서 자세히 살펴보기로 하자.

check
___

깊은 호흡에서 중요한 점은 폐활량이 아니라 횡격막의 깊이다.

내 호흡이 좋은지 나쁜지 알 수 있는 방법

거울 앞에 서서 볼 때의 모습이

①

갈비뼈가 튀어나와 있다.

②

머리의 위치가 앞으로 나와 있다.

이런 경우라면 주의가 필요하다.

/ 갈비뼈의 위치 살펴보기 /

내 호흡이 좋은지 나쁜지 체크하는 기준 중 하나가 '**갈비뼈의 위치**'다.

위치를 알 수 있는 가장 쉬운 방법이 있다. 욕실에서 알몸이 된 상태로 거울에 상체를 비춰 본다. **갈비뼈가 툭 튀어나와 있고, 명치부터 아래쪽 배 주변이 삼각형으로 움푹 팬 사람은 주의해야 한다.**

갈비뼈가 튀어나온 상태로 굳어 버린 사람은 숨을 제대로 쉬기 어렵다. 보통 숨을 한껏 들이마시면 배가 전체적으로 팽창한다. 반대로 숨을 내쉴 때는 배와 흉부가 함께 수축한다.

즉, **숨을 들이마시거나 내쉴 때 갈비뼈가 너무 튀어나오지 않고, 배와 흉부가 동시에 움직인다면 OK**이다. 만약 갈비뼈가 계속 튀어나와 있다면 **숨을 들이마신 채로 제대로 내쉬지 못하고 멈춰 있다**는 뜻이다.

우리는 살아 있는 한 숨을 들이마시거나 내쉬면서 호흡을 계속한다. 다만 들이마신 공기를 충분히 내쉬지 않은 상태가 계속

된다는 점이 문제다.

이런 현상은 비교적 남성에게 많이 나타나는 패턴이다.

한편, 여성의 경우에는 머리의 위치가 앞으로 나와 있는 패턴이 많다.

회사에서 머리만 비정상적으로 앞으로 내민 채 키보드를 두드리는 사람을 본 적이 있을 것이다. 이것이 바로 '일자목' 자세다. 여성뿐만 아니라 사무직으로 장시간 컴퓨터를 사용하는 사람에게 흔히 나타나는 자세다.

이런 패턴이 나타나는 이유는 목 주변의 근육을 사용해서 호흡하기 때문이다. 즉, 34페이지에서 설명했던 보상적인 호흡을 하고 있는 것이다.

'어깨로 숨을 쉰다'는 말이 있는데, 목 주변의 근육을 사용해서 어깨를 움츠린 상태로 하루에 2만 번씩이나 호흡을 하면 목 주변이 당연히 긴장을 하게 된다.

목 주위의 근육은 숨을 들이마실 수는 있지만 내쉬지는 못한다. 따라서 혈중 이산화탄소 농도가 높아져서 힘들어지기 때문에 목 주위의 근육을 사용해서 더 필사적으로 호흡하기 위해 목 주위가 점점 더 긴장하는 악순환에 빠져 버린다.

심한 어깨결림으로 고생하거나 두통에 시달리는 것도 호흡과 상당한 관계가 있다.

　이런 사실을 토대로 해서 다음 장에서는 몸에 부담이 되지 않는 이상적인 호흡에 대해 살펴보기로 하자.

check

갈비뼈가 튀어나온 사람은 숨을 충분히 내쉬지 못했기 때문이고, 머리의 위치가 앞으로 나온 사람은 목 주위의 근육으로 호흡하기 때문이다.

첫 번째 목표는 '들숨+날숨=제로' 만들기

이상적인 호흡이란

①
횡격막이 제대로 움직인다.

②
숨을 들이마시는 시간이
내쉬는 시간보다 짧다.

/ 중요한 것은 '내쉬는 숨' /

이 장의 서두에서 언급했듯이 호흡법에 절대적인 정답은 없다. 그런 점을 염두에 두고 평소 생활에서 '휴식할 때의 이상적인 호흡'에 대해 정리해 보자.

- 횡격막이 제대로 오르내린다. (돔 형태의 지붕이 아래위로 움직인다.)
- 적절한 속도로 호흡을 반복한다.
- 들이마실 때는 코로 빨아들인다.
- 내쉬는 시간이 조금 더 길고, 숨을 다 내쉰 다음 한두 템포 (1~2박자) 정도 숨을 멈춘다.

숨을 내쉰 뒤 한두 템포(1~2박자) 후에 숨을 들이마셔야 하는 이유는 **횡격막이 돔 형태의 지붕을 만드는 데, 시간이 많이 걸리기 때문이다.** 숨을 들이마시는 시간보다 그 외의 시간이 더 길어야 하는데, 이는 부교감 신경을 우위로 만들기 위해 매우 중요하다.

최근에는 산소 캡슐이나 산소 스프레이가 많이 공급되어 있어서 '산소를 많이 마시는 것이 좋다' '이산화탄소는 좋지 않다'라고 이해하는 사람들이 많다. 하지만 **정확하게 말하면 산소도 이산화탄소도 모두 필요하다.** 몸에 이산화탄소가 너무 많으면 세포에 악영향을 초래하지만 적당한 이산화탄소는 필요하다. 중요한 것은 호흡을 통해 산소와 이산화탄소의 균형을 유지하는 것이다.

혈중 성분인 적혈구는 헤모글로빈이라는 단백질을 가지고 있다. 헤모글로빈은 산소를 몸속으로 운반하는 역할을 담당한다.

헤모글로빈이 산소를 몸속으로 운반해서 각 위치로 '전달'할 때 필요한 것이 바로 이산화탄소다. 이산화탄소가 있어야 세포 구석구석까지 산소를 공급할 수 있다. 즉, 숨을 너무 들이마신 상태는 적혈구라는 트랙이 산소를 적재한 후 현장에서 하역하지 못하고 빙글빙글 돌아다니고 있는 것과 같다.

스트레스가 계속 쌓이게 되면 교감 신경 우위가 되어 숨을 내쉬기 힘들어지므로 숨을 들이마신 상태에서 조금씩 얕은 호흡을 반복하게 된다. 이때 몸은 숨을 들이마신 상태로 안정을 찾는다. 즉 혈중 이산화탄소 농도가 낮은 상태에 익숙해져 간다. 이 상태에서 **호흡을 천천히 하려고 하면 이산화탄소 농도가 상승하는 것을 몸이 즉시 인식하므로 "들이마셔!"라고 명령하고,** 결국 숨을 더욱 과다하게 들이마시는 악순환에 빠진다.

불안하거나 공황 상태에 있는 사람에게 흔히 나타나는 '과호흡'도 이처럼 숨을 심하게 들이마신 상태의 전형적인 사례다.

공황 장애나 극도의 불안, 긴장 등으로 계속해서 숨을 들이마시면 혈중 이산화탄소가 적어져서 답답함을 느끼게 되어 불필요하게 숨을 더 많이 들이마시려고 한다. 그와 동시에 혈관이 수축하고 손발 저림, 근육 경련 증상도 나타나기 때문에 정신적으로 더욱 동요하게 되면서 과호흡 상태가 되는 악순환이 일어난다.

이러한 경우의 대처법으로 종이봉지를 입에 대고 한 번 내쉰 숨을 다시 한번 들이마시는 방법이 있다. 이렇게 하면 혈중 이산화탄소 농도가 높아진다. (현재는 이와 반대로 혈중 산소 농도가 너무 낮아질 우려가 있으므로 권장하지 않는 경향이 있다.)

중요한 것은 숨을 들이마시는 것보다 '내쉬는 것'이다. 평소 의식적으로 숨을 들이마시는 시간보다 내쉬는 시간이 길어지도록 노력해야 한다.

check
―――――――――――――――――――――――――――――

횡격막을 이용한 적절한 템포의 호흡으로 '과흡입'의 습관에서 벗어난다.

•내 호흡 상태를 파악한다•

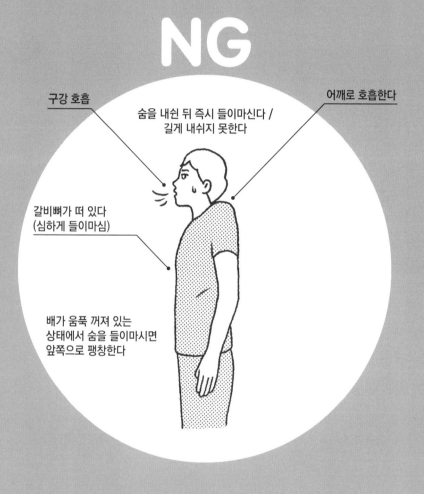

NG

구강 호흡

숨을 내쉰 뒤 즉시 들이마신다 /
길게 내쉬지 못한다

어깨로 호흡한다

갈비뼈가 떠 있다
(심하게 들이마심)

배가 움푹 꺼져 있는
상태에서 숨을 들이마시면
앞쪽으로 팽창한다

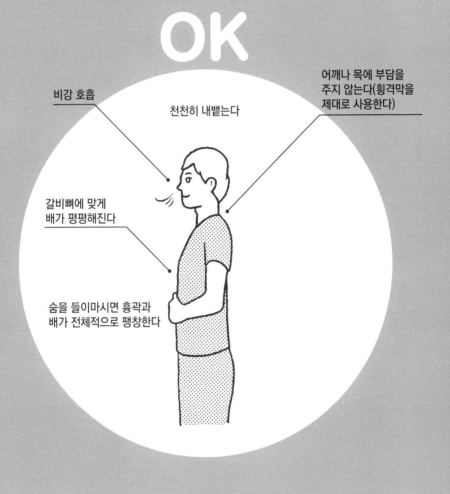

OK

비강 호흡

천천히 내뱉는다

어깨나 목에 부담을
주지 않는다(횡격막을
제대로 사용한다)

갈비뼈에 맞게
배가 평평해진다

숨을 들이마시면 흉곽과
배가 전체적으로 팽창한다

스트레스 발산과 호흡의 관계

노래방에서 노래 부르기,
무서운 놀이기구 타기,
마음껏 웃기 등
스트레스를 발산하는 방법 중에는
'숨을 내쉬는' 동작에 해당하는 것들이 많다.

/ 노래방에서 노래하면
왜 기분이 개운해지는 걸까? /

'소리를 낸다'는 것은 기본적으로 숨을 내쉬는 행위다.

큰 소리를 지르면 숨을 한껏 내쉴 수 있다. 하지만 오늘날 일상적인 생활을 하면서 성인이 소리를 지를 기회는 거의 없다. 어린 시절부터 "큰 소리를 내면 안 돼" "조용히 해야 해"라는 식의 말을 들으면서 자란다.

큰 소리를 낼 수 있는 기회라고 해봐야 방음이 보장되는 노래방에서 노래 부르는 정도다. 앞서 언급했던 것처럼 **숨을 내쉬면 부교감 신경이 우위가 되어 긴장이 완화된 효과를 얻을 수 있다.** 이런 사실로 보면 많은 사람들이 노래방에서 노래 부르기를 좋아하는 것도 너무 당연하다.

참고로 노래방에서 노래를 부른다면 트로트를 권한다. 트로트 중에는 노래 가락을 뽑으면서 목소리를 길게 늘이는 노래가 많다. 따라서 숨을 내쉬는 능력이 상당히 필요하다.

가수들이 노래를 부를 때의 동작을 보면 손을 올렸다가 천천히 내리는 경우를 많이 볼 수 있다. 대표적인 예로는 노래 부를 때 주먹을 독특하게 쥐는 포즈로 유명한 이츠키 히로시 씨다. 성대모사 코미디언 고로케 씨가 이 가수의 동작을 많이 따라하는 것으로 유명하다. 그가 흉내내는 모습은 이츠키 씨의 단순한 버릇처럼 보이지만, 호흡으로 보면 실제로 합리적인 동작을 하고 있다. **팔을 내려놓을 때 갈비뼈는 내선(內旋)하므로 '숨을 내쉴 수 있다 = 소리를 지를 수 있는 동작이 된다.'**

가수 중 상당수는 기모노 차림으로 노래를 부르는데, 기모노를 입으면 복강 내압을 높여주므로(106페이지 참조) 소리 지르기에 아주 좋다.

무서운 놀이기구를 타고 큰 소리로 "꺄~!" 하고 소리를 지르면 기분이 개운해지는 것도 같은 원리다. 스포츠를 관전하면 스트레스가 해소된다는 사람도 소리를 질러서 선호하는 팀을 응원하기 때문이다.

흡연자가 담배를 피움으로써 마음이 편안해지는 것은 담배를 피워서가 아니라 뿜어내기 때문일 것이다. **담배 필터에는 공기 저항이 있어서 횡격막을 제대로 움직이지 않으면 담배 피우는 맛을 느낄 수 없다.** 숨을 제대로 들이마신 뒤 횡격막에 돔 형태의 지붕을 만들면서 숨을 "하아~" 하고 내쉰다. 결과적으로 이렇게 숨을 내쉬는 행위로 긴장을 완화시키는 것이다.

그렇다면 담배를 피우는 것보다 노래방에서 노래를 부르거나 합창으로 긴장을 완화시키는 편이 좋지만 흡연자는 담배를 포기하기가 상당히 힘들 것이다. 뒤에서 소개하는 풍선을 이용한 호흡 운동으로 대체하면 흡연을 줄일 수 있다.

'숨을 내쉰다'는 의미에서는 웃는 것도 아주 좋은 방법이다. 큰 소리로 "하하하" 웃고 있는 동안 확실하게 숨을 내쉴 수 있다. **웃으면 흉곽도 움직이고 갈비뼈도 내선하며 횡격막의 움직임도 부드러워진다.**

나도 "어쨌든 웃어 보자"라고 말하는 경우가 자주 있다. 예를 들면 트레이너나 요가, 필라테스 강사를 대상으로 호흡 세미나를 할 때 숨을 제대로 내쉬지 못해서 갈비뼈가 내선하지 못하는 교육생이 있었다. 그런데 그가 살짝 웃었는데 이후 제대로 내선하지 못하던 갈비뼈가 상당히 잘 컨트롤되는 것이었다.

'포복절도하다'라는 표현이 있다. 참지 못하고 폭소를 터뜨리는 모습을 가리키는 말인데, '포복' 즉 '배를 부둥켜안다'라는 표현이다. 이것은 횡격막을 편안하게 만들어서 숨을 내쉬면서 큰 소리로 웃는 모습이다.

check

스트레스가 쌓여 있다고 느끼면 숨을 한껏 내쉬면 도움이 된다.

복식 호흡만 절대적인 정답일까?

흉식 호흡도 나쁘지 않다.
○○식에 너무 얽매일 필요는 없다.

/ '복식 호흡'의 함정 /

호흡법에 대해 말할 때 흔히 '흉식 호흡이 아니라 복식 호흡이 바람직하다'고 이해하는 사람이 많다.

하지만 나는 흉식도 복식도 '특수한 호흡법'이라는 의미에서는 모두 같다고 생각한다.

○○식이란 말에는 '작법'과 '형태'라는 의미가 있다. 세상에는 '○○식' '××식' 등 다양한 '식'이 있는데 모두 특정한 방법이라는 점에서 공통이다.

중요한 것은 이러한 '○○식' 호흡이 아니라 **기본적인 호흡이다. 기본적인 호흡이란 해부학적 관점에서 '본래 해야 할 호흡'이다.** 구체적으로 말하면 숨을 들이마실 때는 가슴과 배가 모두 팽창하고 내쉴 때는 가슴도 배도 모두 수축하는 호흡을 말한다.

먼저, 우리가 본래 해야 할 호흡을 이해한 후 '○○식'이나 '△△ 방법'을 배운다면, 이는 굉장히 깊이가 있는 호흡법이 될 것이다. 하지만 원리 원칙을 모르고 '○○식'이나 '△△ 방법'만 알게 된다면 그것만으로도 편견을 가지고 중립성을 잃게 된다.

예를 들어 "복식 호흡을 해 봅시다!"라고 하면서 흔히 저지르는 실수는 갈비뼈가 열린 상태에서 배만 팽창하거나 수축하게 하는 패턴이다.

갈비뼈가 열린 상태에서 배만 팽창시키려고 해도 대개는 배가 고르게 팽창되지 않고, 앞쪽으로 압력이 빠져나가며, 무리하게 지속하면 허리에 통증을 유발하는 원인이 된다. 이는 자칫 '흉식 호흡'에 '복식 호흡'을 섞은 것에 불과한 호흡이 되어 버릴 수도 있다.

우선 가슴과 배를 동시에 수축시키면서 숨을 한껏 내쉬어서 제로 상태로 만든다. 그런 다음 숨을 들이마셔서 배를 팽창시키면 가슴과 배가 모두 팽창한다.

이것이 기본적인 호흡이다.

이처럼 원점 상태의 호흡을 알아두면 상당히 깊이 있는 '○○식' 호흡을 할 수 있다. '○○식' 호흡만 몸에 익히려고 하면 아무래도 편향된 호흡 또는 편향된 생각에 빠지게 된다. 먼저 원점 상태인 자신의 '기본적인 호흡'을 알아 둔다는 것은 언제든지 원점 상태의 호흡으로 돌아갈 수 있음을 뜻한다. 여기에 특수 호흡법을 추가해서 배우면 더욱 좋다.

그래야 그 특수 호흡법이란 것이 자신에게 맞는지 안 맞는지를 인식할 수 있기 때문이다.

기초가 없으면 새로운 것에 도전하고 있는 자신이 가는 방향이 옳은지 아닌지 알지 못한다.

기초적인 기술을 습득한 후 특수 기법에 도전하는 것이 순리다. 이것은 호흡뿐만 아니라 스포츠나 예술 전반, 나아가서 생활 방식에도 공통된 방식이다.

check
───────────────────────────────────────

편향된 'OO식'에 얽매일 것이 아니라 기초적인 호흡력을 먼저 몸에 익힌다.

문제점① 역행성 호흡

가슴과 배가 동시에
절구통형으로 움직이는
'혼합식 호흡법'이 가장 좋다.
조화가 안 되면 개선해야 한다.

/ '절구통'이란 표현은 칭찬의 말 /

'역행성 호흡(paradoxical respiration. 逆行性呼吸)'이라는 것이 있다. 모순된 호흡이라는 의미다.

구체적으로는 **배와 흉곽, (또는 흉곽을 형성하는 갈비뼈) 횡격막의 움직임에 모순이 생긴 상태**를 말한다.

즉 숨을 들이마실 때 흉곽이 팽창하고 배가 수축하며, 숨을 내쉴 때는 흉곽이 수축하고 배가 팽창하는 패턴을 역행성 호흡이라고 한다.

앞서 언급했듯이 본래 호흡할 때는 배와 흉곽은 동시에 팽창하고 동시에 수축해야 한다.

내가 호흡 관련 세미나를 할 때는 참가자의 상반신이 '절구통'이 되어 있는지 여부를 체크한다.

절구통이란 곡식을 빻을 때 사용하는 기구를 말한다. 절구통형 상반신이란 가슴에서 허리에 걸쳐 굴곡이 없이 원통 모양으로 되어 있다는 뜻이다.

일반적으로 사람의 몸을 절구통이라고 표현하면 부정적으로 들린다.

하지만 호흡 측면에서 보면 절구통이야말로 이상적이다. 절구통처럼 배와 흉곽의 경계선이 없이 전체적으로 팽창했다가 수축했다가 하는 것이 바람직하다. 엄밀하게 말하면, 배와 흉곽은 완전히 동시에 움직이는 것이 아니라, 불과 몇 초 지연되는 차이가 있을 수도 있다. 어디까지나 이미지나 경향으로 보면 절구통에 가까운 상태가 된다.

이에 반해 역행성 호흡은 배와 흉곽이 제각각 움직인다.

앞서 언급했듯이, 역행성 호흡의 가장 분명한 예는 숨을 들이마실 때 흉곽이 팽창하고 배가 수축하며, 숨을 내쉴 때는 흉곽이 수축하고 배가 팽창하는 패턴이다. 가슴과 배가 정반대로 움직이기 때문에 상당히 모순적으로 보인다.

호흡법을 분류하는 방법은 다양하지만, 나는 다음의 두 가지 패턴도 역행성 호흡으로 분류한다.

첫째 **'호흡을 하는 동안 흉곽이 움직이지 않는 패턴'**이다. 숨을 "휴~" 하고 내쉬면 배가 수축하는데 갈비뼈가 전혀 움직이지 않고 흉곽이 열린 상태로 되어 있는 경우다. 그리고 숨을 들이마실 때도 갈비뼈가 움직이지 않고 배만 팽창한다.

본래는 숨을 내쉼과 동시에 갈비뼈도 내려가지만 배만 상하로 움직이는 것이다.

둘째 이와 반대로 '**호흡을 하는 동안 배가 움직이지 않는 패턴**'도 있다.

흉곽은 정상적으로 팽창했다가 수축했다가 하는데, 이때 배가 전혀 움직이지 않는 경우다. 특징은 평소에 배가 수축된 상태로 있는 경우가 많다.

숨을 내쉬면 배가 더 움푹 들어간다.

독자 여러분도 바닥에 누워서 자신의 호흡이 비정상 상태가 아닌지 확인해 보자.

그런데 역행성 호흡을 할 때 횡격막은 어떻게 움직일까. 내용이 조금 복잡하지만 인내심을 발휘해 주길 바란다.

보통 숨을 들이마시면 65페이지의 그림처럼 횡격막의 돔 형태의 지붕이 내려가서 평평해지고 가슴에 공기가 들어가면 배가 눌려 팽창한다. 숨을 내쉬면 다시 횡격막은 돔 형태의 지붕을 만들고 흉곽에서 공기가 빠져나가 수축되며 동시에 배도 수축한다.

하지만 **숨을 내쉬어도 갈비뼈가 움직이지 않아 공기가 여전히 남아 있다면 횡격막의 긴장 상태는 계속된다.** 앞에서 언급한 '호흡을 할 때 흉곽이 움직이지 않는 패턴'이다. 흉곽과 갈비뼈가 움직이지 않는다는 것은 갈비뼈 하단의 뒷면에 붙어 있는 횡격막이 움직이지 않는다, 즉 숨을 들이마신 상태(=긴장한 상태)를 그대로 유지한다는 뜻이다.

'호흡을 할 때 배가 움직이지 않는 패턴'인 경우에도 횡격막은 움직이지 않는다. **배가 수축된 채로 호흡을 하면 수축된 배의 저항을 받아 갈비뼈와 흉곽이 내려가지 못한다.** 즉, 횡격막이 돔 형태의 지붕을 만들지 못하게 된다. 그러면 횡격막을 사용할 수 없으므로 어쩔 수없이 가슴과 목 등의 부(副)호흡근을 사용해서 공기를 폐로 보낸다.

그러면 이런 모순점을 해소하려면 어떻게 해야 할까.

먼저 중요한 점은 가능한 한 천천히 숨을 많이 내쉬는 것이다. 흉골과 배꼽에 손을 대고 양손이 같은 높이로 가지런히 되도록 해서 호흡한다. **손을 올려놓았을 때 양손의 높이가 다르지 않도록 주의한다.**

충분히 숨을 내쉰 뒤에, 코로 숨을 천천히 들이마신다. 그리고 다시 천천히 많은 숨을 내쉰다.

이때 배와 가슴에 올린 손이 동시에 올라갔다가 내려갔다가(= 배와 가슴이 동시에 팽창하거나 수축) 하는 것을 직접 느끼는 것이 중요하다.

  자세한 내용은 100페이지에서 소개하는 '역행성 호흡을 해소하는 호흡'을 참조하기 바란다.

  익숙해지면 내쉴 때 갈비뼈가 느슨해지는 것을 느낄 수 있다.

check

호흡을 할 때 가슴과 배가 움직일 때의 문제점을 해소한다.

문제점② 갈비뼈가 움직이지 않는다

갈비뼈는 원래 숨을
들이마시면 올라가고
내쉬면 내려간다.
올라간 상태로 있다면
개선해야 한다.

/ 횡격막이 움직이는 범위는
갈비뼈의 모양에 따라 다르다 /

호흡을 할 때 횡격막의 움직임이 큰 의미를 가진다는 것은 이미 언급했다.

기억을 상기하면서 복습해 보자. 숨을 내쉴 때 횡격막은 돔 형태의 지붕을 만든다. 반대로 숨을 들이마시면 횡격막의 천장은 내려가서 평평한 모양이 된다.

이때 횡격막과 흉곽이 병치하는 영역을 'ZOA(Zone Of Apposition)'라고 한다. 아래는 갈비뼈의 가장자리, 위는 횡격막의 돔 형태 천장까지를 말한다. 말하자면 숨을 내쉴 때 돔 형태가 되는 횡격막의 천장 부분부터 숨을 들이마셔서 평평해진 상태까지를 말하며, **횡격막의 가동 범위**라고 할 수 있다.

횡격막이 움직이는 범위가 깊을 때 'ZOA가 크다' 'ZOA를 확보할 수 있다' 등으로 표현한다. 반대로 얕을 때는 'ZOA가 작다' 'ZOA를 충분히 확보할 수 없다'라고 한다.

ZOA가 커질 수 있는지 여부는 갈비뼈의 형상과 상당한 관계가 있다. 횡격막은 갈비뼈 아래에 부착되어 있기 때문이다.

갈비뼈가 확실하게 내려가서 닫히면 횡격막은 돔 형태가 된다.

즉 ZOA가 커지고 횡격막은 정상적으로 상하로 움직이게 된다. 반면에 **갈비뼈가 너무 열려서 툭 튀어나온 상태로 굳어 있으면 횡격막이 평평해져서 잘 움직일 수 없게 된다.** 이렇게 되면 ZOA를 충분히 확보할 수 없다. 호흡을 적절하게 하려면 ZOA를 충분히 확보해야 한다.

먼저, 갈비뼈가 제대로 움직이고 있는지를 확인한다. 양손을 갈비뼈 위에 올려놓고 크게 숨을 내쉬었다가 들이마신다.

숨을 들이마실 때(들숨)는 갈비뼈가 올라가고 횡격막은 내려가며, 숨을 내쉴 때(날숨)는 갈비뼈가 내려가고 횡격막은 올라가는 것이 이상적이다.

갈비뼈가 열려서 굳어 있는 상태를 '리브 플레어(rib flare)'라고 하는데, 이는 숨을 지나치게 들이마셨기 때문이다. 이 상태에서는 부(副)호흡근인 어깨와 목의 근육을 사용해서 호흡을 하게 되므로 자세가 나빠지고 어깨결림이나 목의 통증도 유발된다.

그러면 왜 갈비뼈가 열리고 ZOA가 작아지는 걸까.

가장 큰 원인은 스트레스다. 스트레스가 커지면 교감 신경이 우위가 되어 숨을 들이마시면 점점 더 횡격막이 긴장하게 된다. 횡격막이 긴장하면 지붕이 돔 형태가 되지 못하고 평평하게 펴진 상태가 된다. 결과적으로 흉곽에 많은 공기가 쌓이고, 갈비뼈는 바깥쪽으로 돌출된다.

특히 남성의 경우 **'가슴을 편다 = 좋은 자세'**라고 착각하는 것이 문제다. 가슴을 편다고 하면, 허리를 젖히고 가슴을 앞으로 내미는 자세라고 생각하는 경우가 대부분이다. 하지만 이런 자세를 위하면 갈비뼈가 열리므로 횡격막도 제대로 움직이지 못한다. 결과적으로 자세를 유지하기 위한 복벽의 근육도 사용하기 어려워진다. 흔히 말하는 가슴을 펴는 '좋은 자세'를 취하려고 하다가 오히려 자세와 호흡을 악화시킬 수 있다.

중요한 것은 ZOA를 충분히 확보하는 것 즉, 갈비뼈를 닫아서 횡격막이 제대로 움직일 수 있게 하는 것이다. 갈비뼈를 잘 움직일 수 있게 해주는 운동인 '갈비뼈 내선 호흡'은 102페이지에서 소개한다.

check
───

이른바 '가슴을 편' 자세로는 정상적인 호흡을 하기 어렵다.

호흡할 때 복강 내압을
360도 높이면
몸에 부담이 가지 않는다

/ 'IAP 호흡'과 '복식 호흡'의 차이 /

숨을 잘 내쉬는 것 외에 호흡을 할 때 중요한 요소는 복강 내압 (IAP)이다. 복강이란 몸 안에 있는 공간 중 하나이며, 복부의 내장이 들어 있는 장소를 가리킨다. 복강 주위는 근육의 벽(복벽)으로 둘러싸여 있다.

복강 내압이란 '몸의 내부 압력'을 뜻하는 등 여러 가지 정의가 있지만, 여기서는 체코 출신의 '발달운동학'을 체계화한 물리치료사 파벨 콜러 박사의 DNS 이론을 바탕으로 **몸의 중심에서 바깥쪽으로 향하는 압력**을 복강 내압(IAP)이라고 한다.

일반적으로 '복식 호흡'이라고 하면 많은 사람들이 '배를 팽창시켜서 호흡을 한다'고 생각한다. 그런데 배의 앞부분만(앞 방향으로) 팽창시키면 복강 내의 압력이 '앞으로 새어나오는' 상태가 된다.

즉, **배의 앞부분은 팽창하거나 수축하지만 옆이나 등 쪽의 복벽은 전혀 움직이지 않는** 경우가 많다.

원래 숨을 들이마시면 돔 형태의 횡격막이 수축되어 내려간다. 이때 횡격막에 의해 장기가 눌려 복강의 압력이 전반적으로 높아진다.

이 압력이 높으면 복강 내압(IAP)이 높아진다.

복강 내압이 높아지면 배와 등을 포함한 배 주위가 360도 팽창한다. 즉, '배가 팽창한다'라고 표현할 때의 팽창하는 방향이 일반적인 이미지와는 조금 다르다. 중요한 것은 배가 360도 팽창하는 것이다.

복강 내압을 높이면 체간이 안정되고 몸에 부담이 가지 않게 되므로 쉽게 피로해지지 않게 된다.

이 복강 내압은 배의 수평 방향으로 그리고 횡격막이 하강하면 상하로도 눌리면서 압력이 높아진다. 골반 바닥에는 골반 격막(골반 저근이 있는 부분)이 존재하는데, 평소에는 횡격막과 동시에 움직인다. 즉, 복강 내압이 높아지면 골반 격막이 압력을 받아들이는 역할을 한다.

하지만 갈비뼈가 벌어져서 횡격막이 평평한 상태(=ZOA를 확보할 수 없는 상태)가 되면, 골반 격막도 평평해져서 압력을 받아들일 수 없게 되므로 골반 바닥에 문제가 발생할 수 있다.

복강 내압을 높이기 위한 호흡은 104페이지에서 상세하게 설명한다. 다만 중요 포인트는 배를 360도 옆으로도 뒤로도 팽창하게 하는 것이다.

이 책의 제5장에서는 응용 운동을 5가지 소개해 두었는데, 이 운동들은 위를 향하거나 네발로 기는 자세를 취한다. 이 모든 운동은 배의 좌우와 등 쪽 복강 내압을 높이기 위해서다.

취침 전과 기상할 때 반드시 호흡 운동을 시도해 보자. 아침에 일어날 때 시도해 보면 잠이 깨면서 개운해지는 효과도 있다.

check
_____

배는 앞면뿐만 아니라 360도 팽창한다.

가슴과 배를 바르게 사용하는

역행성 호흡을 해소하는 호흡

장점

호흡할 때 가슴과 배가
제각각 움직이는 문제점을 해소한다.

본래 동시에 움직여야 할 가슴과 배가 제각
각 움직이는 상태인 '역행성 호흡'을 해소한
다. 횡격막에 대한 부하가 줄어들어 바르게
호흡할 수 있다.

포인트

호흡할 때 어깨가 아래위로 움직이거나 상체가 젖혀지지 않도
록 주의한다. 가슴에 올려놓은 손을 얼굴 방향으로 가져가는
것도 NG.

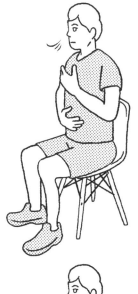

들이마신다

가슴과 배에 손을 올린다. 의식적으로 일정한 높이에서 앞쪽으로 팽창되도록 하면서 코로 숨을 들이마신다.

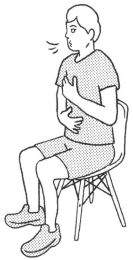

내쉰다

가슴과 배가 일정한 상태를 유지한 채 뒤로, 들숨의 2배의 시간을 들여 천천히 숨을 내쉰다.

> **횟수** 　　4~5회 호흡을 2~3세트 실시

갈비뼈를 확실하게 움직이는

갈비뼈 내선 호흡

장점

갈비뼈와 횡격막을 바르게
사용할 수 있게 된다.

갈비뼈가 열려서 떠 있는 상태를 해소한다.
갈비뼈를 확실하게 낮춰주면 횡격막이 편안
해지고 갈비뼈와 횡격막이 바르게 움직이게
된다.

포인트

갈비뼈가 옆으로 벌어지도록 숨을 들이마시고 배꼽 쪽으로 내
려가도록 숨을 내쉰다. 흉곽이 전혀 움직이지 않는 사람은 약
10초 동안 길게 천천히 숨을 내쉰다.

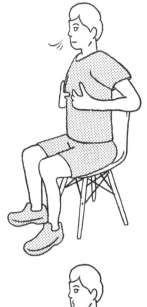

들이마신다

좌우 갈비뼈에 손을 올린다.
흉곽과 복강을 동시에 팽창시
킨다는 생각으로 코로 조금씩
숨을 들이마신다.

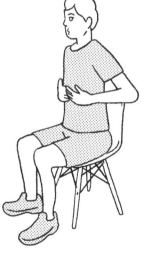

내쉰다

가슴과 배가 동시에 수축하도
록 숨을 내쉰다. 갈비뼈를 내
림으로써 횡격막을 확실하게
움직인다.

횟수　　　4~5회 호흡을 2~3세트 실시

체간을 안정시키는

IAP 호흡

장점

체간을 안정시켜 주는
복강 내압(IAP)이 높아진다.

복강 내압을 자유자재로 높일 수 있으면 몸
이 안정된다. 전신에 대한 부담이 줄어들게
되므로 쉽게 피로해지지 않는다.

포인트

숨을 들이마실 때 배를 앞쪽뿐 아니라 360도 팽창시키는 것이
중요하다. 숨을 들이마실 때는 갈비뼈의 위치가 바뀌지 않도록
주의한다.

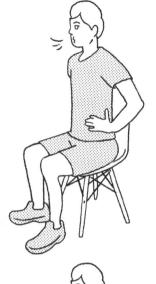

들이마신다

허리 부분에 양손을 올린다. 먼저 숨을 내쉬어 확실하게 갈비뼈를 내선시킨다.

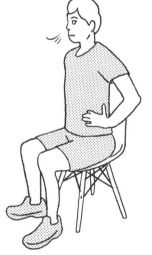

내쉰다

허리에 올린 자신의 손 쪽으로 숨을 들이마신다고 생각하면서 배를 360도 팽창시킨다.

횟수   4~5회 호흡을 2~3세트 실시

기모노 차림의 미인이 매력적인 이유

　나는 이전에 '기모노의 띠는 배에 맞추도록 매어야 한다'라는 말을 들은 적이 있다. 나름대로 해석하면 '복강 내압을 높인 상태에서 띠를 맨다'는 말로 이해했다.

　복강 내압이 높아지면 척추도 안정되고 걸음걸이도 안정된다. 띠를 매어 복강 내압을 높이면 더욱 안정된 자세를 취할 수 있다는 가설이 성립한다.

　내가 살고 있는 교토에는 관광객을 위해 기모노를 빌려주는 가게가 있다. 그런 가게에서 옷을 빌려 입고 교토의 거리를 걷고 있는 젊은 여성들이 스쳐 지나가면서 "힘들어서 숨을 쉴 수가 없어!"라는 말을 할 때가 있다. 그럴 때면 '기모노의 띠를 대충 묶었구나'라는 생각을 하게 된다. '기모노를 제대로 입은 사람'의 걸음걸이와는 뭔가 달라 보였기 때문이다. 띠를 매었지만 대충 매었기 때문에 갈비뼈가 내려가지 않고 복강 내압도 상승하지 않았기 때문일 것이다. 본래 기모노 허리띠를 조이면 갈비뼈가 내려가고 복강과 연결되어 골반의 위치가 안정된다. 그러면 우아한 자태로 '쓱쓱' 걸을 수 있다.

　옛날 사람들의 자세가 좋았던 이유는 기모노를 입었기 때문일 것이다.

　나는 예전에 딱 한 번 기온(祇園)의 찻집에 갈 기회가 있었다.

바(Bar) 형태의 '찻집'인데, 숙련된 교토의 술집 마담이 꾸려가는 가게였다.

술집 마담은 기온에서 태어나고 기온에서 자랐으며 예전에 게이샤였던 순수한 교토 여자다. 카운터를 사이에 두고 술집 마담은 정좌하고 우리는 의자에 앉아서 술을 마신다. 그곳에서 들은 교토의 이런저런 옛이야기는 이 책의 취지를 벗어나므로 생략한다. 어쨌든 내가 놀란 것은 대화하는 도중에 기모노를 입고 있는 술집 마담의 목덜미 근육이 전혀 움직이지 않는다는 사실이었다.

숨을 들이쉴 때 목 근육을 사용하지 않기 때문에 전혀 주름이 없는 매끈한 목덜미를 유지하고 있었던 것이다. 텔레비전을 보면 외모에 대해 신경을 많이 쓰는 프로 아나운서도 목덜미에 주름이 잡혀 있는 사람들을 자주 본다.

놀란 마음에 나도 모르게 내가 느낀 그대로의 감상을 말해 버렸다.

"줄곧 기모노를 입고 있는데다 일본 무용을 하면서 호흡을 바르게 해왔기 때문에 목덜미가 매끈하게 유지되는군요!"

형식적인 인사말이 아니라 진심으로 한 말에 그녀는 상당히 기뻐했고 술 한 잔 서비스를 받는 부수입을 얻었다.

옛날 사람들은 띠를 몸의 외곽선으로 인식했던 것 같다. 허리 띠를 조일 때 갈비뼈를 내릴 수 있으므로 숨을 너무 들이마실 걱정은 없었을 것이다.

지금 우리가 입고 있는 옷들은 대부분 조이는 느낌이 적어서 편하게 입을 수 있다. 그 대신 현대인들은 복강 내압을 높이는 감각을 잃어버린 것은 아닐까.

옛날 사람들처럼 기모노를 입는 생활로 돌아가자고 주장할 생각은 없다. 다만 우리 스스로 몸의 외곽선을 의식할 기회를 만들 필요가 있다. 잠시 동안 자신의 호흡을 의식하면서 갈비뼈를 내리고 복강 내압을 높이는 동작을 하면서 실제로 느껴보는 것이 중요하다.

제3장

호흡력으로 일상적인 삶의 질을 높인다

호흡으로 내 건강 상태가 '제로'인지 파악한다

호흡으로 심신을 모니터하고, 컨디셔닝으로 살린다.

/ 확실한 자신감이 필요 /

지금까지 '호흡법'을 다룬 잡지나 서적은 많이 발행되어 왔다. 또 호흡법 외에 식사법 등 사람이 건강해지기 위한 방법들이 많이 소개되었다.

권위 있는 박사나 대학 교수가 '이걸 먹었더니 건강해졌다'고 하면 모두 일제히 달려들었다가 조금만 지나면 거들떠보지도 않는다. 이런 상황이 반복되는 것은 이제 상투적인 패턴이 되고 있다.

가장 큰 원인은 수용자 스스로 '중심이 없어서'다. 자신에게 무엇이 필요한지 주체적으로 파악하지 못하므로 타인의 건강법을 무턱대고 받아들이는 것이다. 바로 그런 점이 심각한 문제다.

내가 말하고 싶은 것은 **뭔가 특별한 방법을 알고 시도하기 전에 우선 자신의 몸에 대해 잘 알아야 한다**는 점이다.

만일 플러스 10에서 마이너스 10까지 상태의 레벨이 있다고 하면 지금의 나 자신이 어떤 레벨에 위치해 있는지 알고 있을까. 만일 모른다면 어떤 방법을 시도해 봐도 어떤 수준으로 변했는지 알지 못하고 시도해서 좋았는지 나빴는지조차 평가할 수 없다.

**우리 몸의 레벨은 항상 일정하지 않으며 끊임없이 변화하고 있
다.** 플러스 3인 사람이 연인에게 버림받으면 즉시 마이너스 8이
될 수도 있다. 업무에서 실패를 경험한다면 단번에 마이너스 6
이 될 가능성도 있다.

마이너스 6의 상태에 있는데도 자각하지 못한다면 점점 더 자
신에 대해 무감각해지고 결국 자신을 알지 못하게 된다. 평소에
컨디셔닝을 하지 않기 때문에 심각한 부담감을 느끼거나 스트레
스를 받으면 자신의 몸이 어떻게 변할지 상상하지 못한다. 이는
평소 자신의 몸과 대화를 하고 있다면 막을 수도 있다.

그래서 강조하고 싶은 것은 **우선 내 '호흡'을 지표로 해서 내 몸
을 모니터하는 것**이다.

"이 사람과 만나면 마음이 편안해지기는 하지만 좀 답답한 기
분이 들어."

"그 일을 할 때 숨쉬기가 좀 괴로웠어!"

이처럼 자신의 상태를 모니터할 수 있으면 발전되고 있다는
증거다. 사람은 살아 있는 동안 여러 가지 경험을 하므로 때로는
마이너스 상태가 될 수도 있다. 다만 자신의 상태가 제로가 되었
다는 것을 자각할 수 있다면 원상회복할 수 있고 원상태를 넘어
개선할 수도 있다.

내가 실제로 만난 사람들의 호흡만 봐도 현재 건강 상태가 보통(제로)인 사람은 소수다. 많은 사람들은 기본 상태가 마이너스 3에서 5 정도다. '보통' 혹은 '제로'의 개념을 갖지 못하는 사람은 제로를 전제로 하는 방법을 시도해도 잘 되지 않는 것이 당연하다.

이런 사람은 이 책에서 소개하는 호흡 운동을 시도해 보기 바란다. 운동을 시도하다 보면 '제로 상태'가 어떤 것인지 스스로 파악할 수 있다.

중요한 것은 호흡 운동을 일상적으로 계속하는 것이다. 스즈키 이치로 선수가 반복적인 일상에 집착하는 것은 자신의 몸과 대화하고 있기 때문이다. 일상적으로 '오늘은 컨디션이 좋다' '오늘은 상태가 좀 나쁘니까 시간을 내서 스트레칭을 하자'라는 식으로 대책을 세운다.

호흡법에서 '제로 상태'를 파악하면 스스로 컨디셔닝을 할 수 있게 된다. 이것이 바로 이 책에서 지향하는 목표다.

check

호흡은 가장 쉽고 기본적인 '자신을 아는 지표'가 된다.

어른이 아기에게서 배워야 할 것

호흡을 개선한다는 것은
'아기 시절의 동작을 되찾는다'는
발상에서 비롯된다.

/ 아기 시절의 동작을 되찾겠다는 발상 /

제1장의 글머리에서 모든 활동의 기반에 호흡이 있다고 언급했다.

이상적인 호흡은 아기와 어린 시절의 호흡이다. 호흡 운동은 최근에 탄생한 새로운 방법이 아니라 쉽게 말하면 아기부터 어린 시절까지의 호흡을 되찾으려는 것이다.

아기는 태어나자마자 바로 걷지는 못한다. 대략 1년에 걸쳐 서서히 일어나고 마침내 걸을 수 있게 된다. 걷기 위한 레슨을 받는 것도 아닌데 모든 아기들이 자연스럽게 걷게 된다. 생각해 보면 대단한 일이다.

아기가 보행을 하게 될 때까지 큰 영향을 미치는 것이 바로 '호흡'이다.

태어나서 호흡을 막 시작한 아기의 몸은 한동안 불안정한 상태다. 시간이 조금 지나면 차츰 목을 가누고 손발을 자유롭게 움직일 수 있게 된다. 시간이 더 지나면 몸을 뒤척이고 그러다가 기어 다니게 되며 붙잡고 일어서려는 등 동작이 발전하는 모습을 볼 수 있다.

이런 동작의 성장을 가능하게 하는 것이 앞서 언급한 복강 내압 (IAP)이다. 복강 내압이 상승하면 복강이 풍선처럼 팽창해서 척추와 함께 체간이 안정을 찾는다. 이에 따라 자신이 움직이고 싶은 대로 자유롭게 몸을 움직일 수 있게 되므로 대뇌가 성장하면서 약 1년쯤 지나면 일어서고 또 걸을 수 있게 된다.

　이후 영아에서 유아로 성장해 가는 과정에서 볼 수 있는 몸의 움직임이 상당히 예뻐 보인다. 웅크렸다가 섰다가 잡았다가 매달리기도 하고, 또 물건을 던졌다가 달리다가 동작을 멈추기도 하는 등 거침없는 동작이 마치 활기차게 움직이는 선수 같다.

　이 이론을 바탕으로 호흡을 개선해서 몸의 안정을 회복하려면 아기나 아이의 흉내를 내면서 트레이닝을 하면 된다.

　실제로 아기가 성장하는 과정에서 획득하게 되는 동작을 바탕으로 한 트레이닝이 많다. 아장아장 네발로 기어가는 상태로 하는 트레이닝도 있고, 한쪽 무릎을 세워서 하는 트레이닝도 있으며, 한쪽 무릎으로 상체를 들어올리는 '런지'라는 트레이닝도, 스쿼트 동작도 모두 아기의 동작을 바탕으로 한 것이다.

　체간 트레이닝으로 소개되는 대표적인 운동 중 '사이드 플랭크(side plank)'라는 것이 있다. 측면으로 누워 아래쪽 팔꿈치와 다리로 몸을 지탱하면서 체간과 골반을 들어 올리는 운동이다. 몸의 측면과 엉덩이 근육을 이용해서 체간을 안정시킬 목적으로 한다.

이 사이드 플랭크도 아기가 위를 쳐다보는 상태부터 시작해서, 몸을 옆으로 돌리고 네발로 기어갈 때까지 과정에서 보여주는 자세와 거의 비슷하다.

'플랭크'는 엎드린 상태에서 팔꿈치와 발끝을 지렛대로 하여 몸을 일으키면서 몸과 지면을 평행하게 유지하는 운동으로, 원래 아기의 엎드린 동작에서 비롯된 것이다.

다 큰 성인이 필사적으로 아기의 움직임을 재현한다고 생각하면 저절로 웃음이 나오면서도 어쩐지 서글퍼지는 묘한 기분이든다.

"원래 했던 동작이니까 마음만 먹으면 쉽게 되찾을 수 있다."

그렇게 생각하고 싶지만 사실 수십 년 동안 잊고 있었던 것을 회복한다는 것은 상당히 힘든 일이다. 시간이 지나면서 몸에 굳어 버린 습관에서 좀처럼 벗어나지 못하기 때문이다.

check

아기는 호흡을 함으로써 '설 수 있고' '걸을 수 있게' 된다. 그런 발상으로 아기 때의 동작을 되찾는다.

동적 자세에 관심 갖기

자세란 멈춰 있는 순간을
의미하는 것만은 아니다.
움직이고 있는 자세가 정말 중요하고
호흡법으로 개선할 수 있다.

/ 정적 자세보다 의식적으로
동적 자세 취하기 /

호흡은 자세와도 깊은 관계가 있다.

그러면 도대체 '좋은 자세'란 어떤 의미를 가지는 걸까?

예를 들면, 우리 같은 트레이너가 클라이언트의 자세를 평가할 때는 굽은 정도를 파악하기 위해 격자무늬의 선이 있는 벽을 배경으로 세워놓고 '앞' '옆' '뒤' '반대' 방향의 사진을 찍는다. 그리고 사진으로 자세가 얼마나 흐트러져 있는지 자세히 살펴본다.

'턱이 살짝 앞으로 나와 있다.'

'목이 구부러져 있다.'

'흉추(胸椎)가 뒤쪽으로 굽어 있는 상태다.'

'골반이 앞쪽으로 쏠려(혹은 뒤로 쏠려) 있다.'

'오른쪽 어깨가 왼쪽 어깨에 비해 내려가 있다.'

이런 식으로 사진을 분석한 뒤 트레이닝 세션을 거쳐 다시 한번 사진을 찍어 전후를 평가한다. 이처럼 멈춘 상태의 정적 자세를 살펴보는 것은 분명 중요한 일이다. 하지만 **멈춘 상태의 자세만 개선한다고 해서 모든 것이 해결되는 것은 아니다.** 왜냐하면 사람들은 항상 몸을 움직이면서 살아가기 때문이다.

자세를 개선할 때 정적 자세는 즉시 수정할 수 있다. 예를 들면 "목이 앞으로 나와 있는데 뒤쪽으로 좀 넣어 보세요"라는 조언을 따른다면 일단 자세를 바꿀 수는 있다.

하지만 그 후 뒤쪽으로 넣은 목은 그 사람이 움직이기 시작하면 수정 전의 상태로 돌아간다. 즉 **사람이 움직일 때의 자세(동적 자세)는 단지 "목을 뒤쪽으로 넣어 보세요"라는 지시만으로는 좀처럼 바뀌지 않는다.**

원래 사람은 숨을 들이마실 때와 내쉴 때 자세가 크게 달라진다. 호흡을 하면서 동시에 걷거나 달리거나 계단을 오르내리거나 잠을 자거나 앉거나 하기 때문에 자세는 항상 변한다. 즉, **사람이 움직이고 있는 순간의 동적 자세를 살펴볼 필요가 있다.**

물론 동적 자세를 살펴본다고 해도 '절대적인 자세의 정석'을 목표로 할 수는 없다. 필요할 때 필요한 자세를 취할 수 있는 것이 바람직하며 중립성을 취할 수 있는 방법이다. 뒤에서 자세히 설명하겠지만 이것을 돕는 것이 바로 호흡이다.

여기서 말하는 필요한 자세란 앉아 있을 때는 식사를 하거나 업무를 보기 쉬운 자세, 서 있을 때는 달리거나 걷기 쉬운 자세를 말한다.

일반인과 대화를 하거나 세미나를 할 때 "자신의 자세가 나쁘다고 생각하세요?"라고 물으면, 상당히 많은 사람들이 손을 든다. 그리고 한결같이 "새우등이 되어 버렸어요"라고 말한다.

사람들은 스마트폰을 조작할 때 새우등이 된다. 새우등 자세는 스마트폰을 사용할 때 가장 심각하게 나타난다. 하지만 이럴 경우 오히려 환경에 적응한 자신의 몸을 칭찬해 주는 것이 좋다. 새우등이 되었기 때문이라는 이유로 자기 긍정감을 잃을 필요는 없다. 오히려 다양하게 많은 자세를 취하는 편이 인생을 더욱 즐겁게 살아갈 수 있는 방법이다.

문제가 되는 것은 잠시 '새우등'이 되었다는 것보다 '새우등 자세로 고정되었다는 것'이다.

예를 들어, 매일 직장에서 컴퓨터 작업을 하는 사람이 갑자기 동네야구를 했는데 견디기 힘들 정도로 몸이 아프다면, 이는 자세가 적응력을 완전히 잃었다는 증거다.

이런 경우 새우등이 아닌 다른 자세도 취할 수 있도록 하기 위해 일단 평소 호흡을 통해 '제로의 자세'를 회복해야 한다.

check
필요할 때 필요한 자세를 취할 수 있는 것이 중요하다.

새우등은 '절대악'이 아니다

등을 확실하게 구부려서
숨을 내쉬면
온몸의 긴장이 풀린다.

/ '등이 구부러져 있다'=좋지 않은 자세? /

새우등은 절대악인가 하면 그렇지도 않다.

세미나에서 호흡 운동을 실천하라고 수강자들에게 요청할 때 나는 종종 이렇게 말한다.

"등을 구부려 보세요. 좀더 등을 구부려 봅시다."

이렇게 말하면 때로는 "네?" "무슨 소리지?"라는 반응을 보이는 사람들이 있다. 아무래도 '등을 구부리는 것=나쁜 자세'라고 알고 있는 사람이 많은 것 같다.

"등이 구부러져 있으면 안 좋은 거잖아요. 어릴 때부터 그렇게 들어 왔거든요."

"그런데 제 등이 구부러진 편이죠? 새우등이 되었다는 말을 많이 들어서 고민이에요."

그런 사람들에게 이렇게 말하면 더 놀란다.

"등이 구부러져도 전혀 문제가 없어요. 등이 구부러졌다고 하셨는데, 전혀 그렇지 않아요."

등이 구부러져 있다고 생각하지만 실제로는 구부러져 있지 않은 사람이 많다.

예를 들면, 머리가 앞으로 나온 상태인 소위 '거북목'을 가진 사람들은 어떨까? 머리가 앞으로 나와 있는 사람은 숨을 쉬기 힘들기 때문에 목 뒤의 근육을 사용해서 턱을 들어 올리고 입을 벌린다. 지상에서 수직선을 그어서 등으로 연결해 보면 구부러져 있는 것처럼 보이지만 머리가 앞으로 나와 있기 때문에 그렇게 보일뿐이다.

실제로 "나는 새우등이에요"라는 사람의 등을 구부리려고 하면 상당히 어려운 경우가 많다.

예를 들어, 테이블 앞에 서서 무릎을 살짝 구부리고 양손을 테이블 위에 올려 보자. 그 상태로 등에서 허리까지 이어진 부분을 모두 구부려 본다. 흉추를 구부릴 수 있는 사람은 많겠지만, 그중에는 허리와 목이 젖혀져 있는 사람이 상당히 많을 것이다.

허리가 젖혀져 있는지 여부는 허리뼈 바로 옆 근육이 융기되어 있는지 여부로 확인할 수 있다. 무릎을 구부려서 자세를 속이려고 하는 사람도 있는데, 스쿼트가 아니므로 등을 구부려야 한다.

직접 해 봐서 아는 사람도 있겠지만 숨을 내쉬면서 등을 구부리면 쉽게 할 수 있다. 등을 구부리면 갈비뼈가 내려가므로 횡격막의 돔 형태가 회복된다. 이때 반드시 숨을 '내쉬어야' 한다.

새우등이라고 하면 '허리를 구부리는 자세'를 떠올리기 쉬운데

이 자세가 반드시 나쁘다고 할 수는 없다.

적당하게 허리를 구부리면 긴장 상태가 풀려 호흡하기 쉬워지고, 들떠 있던 갈비뼈를 낮춰주는 효과도 기대할 수 있다. 가슴을 뒤로 젖힌 채 팔짱을 끼고 있는 일본 라면가게 주인의 포즈와는 정반대다.

등을 구부리는 동작은 횡격막 이완에도 도움이 된다. 갈비뼈가 내려가서 숨을 내쉴 수 있으면 등을 더 구부려서 호흡을 해도 된다.

check

등을 구부리면 숨을 내쉬기 쉬워진다.

호흡×체간으로
몸을 '움직이지 않는 안정'이 아니라
'움직이기 위한 안정'을 찾는다.

/ 도대체 '체간'이란 무엇일까? /

'자세를 안정시키는 데는 체간이 중요한 역할을 한다'라는 말을 들은 적이 있을 것이다.

실제로 체간 트레이닝을 주장하는 책이 많이 발행되면서 체간 트레이닝 업체도 늘어나고 있다.

체간이란 말 그대로 몸의 '줄기'를 뜻한다.

줄기는 어디까지나 '몸의 중심부'에 해당하지만 해석은 한 가지로만 할 수 없다. 배 부분만을 '체간'이라고 하기도 하고, 골반에서 흉곽까지 폭넓은 부분을 '체간'이라고 하는 경우도 있다.

나는 골반과 흉곽을 포함하는 것이 체간이라고 생각한다.

흉곽과 골반을 연결하고 있는 부분으로는 '척추(脊椎)'가 있다. '등뼈'라고도 하는 이 '척추'가 서로 연결되어 있는 것을 기둥에 비유해서 '척주(脊柱)'라고 한다.

이 척주를 중심으로 한 둥근 기둥을 이미지로 그려보면 그것이 바로 체간이다.

쉽게 말하면 '위쪽이 횡격막, 아래쪽이 골반 격막, 주위가 복벽으로 이루어진 상자'가 바로 '체간'이다.

체간을 구성하는 근육은 이 척주를 안정시켜 주는 역할을 한다.
체간의 근육군을 단련하면 척주가 안정될 수 있다.

흔히 '체간을 단련하면 몸이 안정된다'는 말은 이러한 구조 때문이다.

단, 여기서 문제가 되는 것은 '안정'에 대한 해석이다.

'움직이지 않는 것'을 안정이라고 해야 할지, '움직일 수 있는 것'을 안정이라고 해야 할지에 대해서는 해석의 차이가 있다.

많은 사람들이 '움직이지 않는 안정'='체간'이라고 생각한다. 인간이 움직이지 않는 동물이라면 움직이지 않기 위한 체간이 중요하다.

하지만 우리 인간은 걷고, 돌아다니고, 달리고, 호흡하는 등 항상 몸을 움직이고 있다. **그런 의미에서 '움직이기 위한 안정'이 중요하다.** 118페이지에서 언급했던 정적 자세와 동적 자세의 관계와 같은 원리다.

참고로 몸을 움직일 때는 당연히 흉곽과 골반도 움직인다. 따라서 나는 체간에 골반과 흉곽이 포함된다고 생각한다.

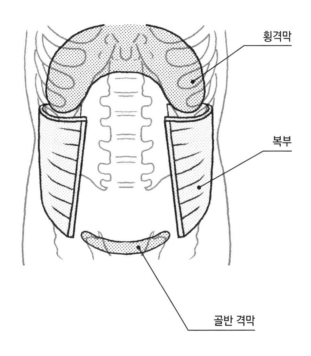

횡격막

복부

골반 격막

체간의 이미지

'움직인다' '움직이지 않는다'를 더욱 쉽게 설명하기 위해 자동차를 예로 들어보자.

만약 차를 차고에 그대로 둔다면 타이어와 회전축은 회전하지 않아도 된다. 조립식 플라스틱 모델처럼 부품이 고정화된 자동차를 만들면 된다는 뜻이다.

하지만 자동차를 도로에서 주행시키려고 하면 이렇게 만들어서는 안 된다. 타이어와 회전축은 회전해야 하고, 스티어링도 액셀러레이터도 브레이크도 제대로 작동해야 한다. 정상적으로 작동되는 상태에서 안정된 주행을 할 수 있다는 것이 당연한 논리다.

이런 점을 생각해 볼 때 몸을 움직이지 않기 위한 '체간 트레이닝'은 어떤 의미가 있는지 의문이다.

일반적인 '체간 트레이닝'에는 몸을 탄탄하게 만드는 트레이닝이 너무 많다.

대표적으로는 몸을 판자처럼 쭉 펴서 이 동작을 유지하는 트레이닝이 있다.

이 운동을 할 때 트레이너는 이렇게 말한다.

"자, 몸을 움직이지 마세요. 1,2,3······28,29,30. 자 이제 끝났습니다."

이런 식의 트레이닝을 하면 체간 주변의 근육은 단련할 수 있을 것이다. 다만 이 트레이닝의 목표는 어디까지나 정지했을 때의 안정이다. 냉정하게 생각하면 일상생활 속에서 그런 자세를 기대할 만한 상황이 별로 없다.

걸을 때 척추를 적절하게 움직이고 몸을 안정시키기 위한 트레이닝은 별개의 문제다. 안정적으로 몸을 움직이기 위해서라면 트레이닝 방법을 바꿀 필요가 있다. 그래서 관건이 되는 것이 바로 '호흡'이다.

사람이 몸을 움직일 때 근육의 반응이 어떻게 나타나는지 검증한 실험이 있다.

실험에서 피실험자는 램프가 켜진 것을 인식하는 즉시 손을 들도록 했는데, 이때 가장 빨리 반응한 것이 '복횡근'이라는 사실이 확인되었다. 복횡근이란 배 옆에 붙어 있는 체간을 구성하는 근육의 일부다. 즉, 사람은 손 근육을 움직이는 것보다 먼저 체간을 안정시키는 동작부터 한다는 뜻이다.

복횡근은 호흡을 할 때 사용하는 근육이기도 하다. 즉, **정상적인 호흡을 하지 못한다는 것은 체간의 근육을 제대로 사용하지 않는다는 뜻이다.**

달리 말하면 호흡을 정상화시키면 체간의 근육도 사용할 수 있고 몸을 안정적으로 움직일 수 있게 된다.

체간을 둥근 기둥이나 절구통 혹은 상자라고 생각하면, 그 위를 덮는 뚜껑 역할을 하는 것은 횡격막이다.

원래 돔 형태의 횡격막이 내려가면 그 압력을 복벽(腹壁; 상자의 측면)과 골반저근(骨盤底筋; 상자의 바닥)이 받아들임으로써 복강 내압이 높아지는 것이 이상적이다. 하지만 숨을 지나치게 들이마셔서 횡격막이 계속 내려가 있다면 압력이 누설되어 체간이 상당히 약해진다.

체육관에서 트레이너가 지도하는 '체간 트레이닝'도 숨을 제대로 내쉰 상태에서 등을 구부려서 릴랙스시킨 다음, 바르게 호흡하면서 트레이닝을 하면 복횡근과 내복사근(內腹斜筋)에 확실하게 부하가 가해진다.

그러면 "아, 이 근육을 사용해서 숨을 내쉬면 되는구나"라는 것을 실감할 수 있다.

호흡을 제대로 할 수 있게 되면 동작이 상당히 원활해진다. 호흡은 동작과 밀접한 관련이 있으므로 동작 그 자체라고 해도 과언이 아니다.

복횡근과 내복사근이 갈비뼈를 끌어내리면 몸에서 공기가 나

온다. (숨을 내쉰 상태) 그리고 몸을 회전시키면서 앞으로 나아

갈 수 있는 것이 보행의 구조다.

　호흡 운동은 말하자면 안정된 동작 트레이닝이 되기도 한다.

사람은 호흡을 해서 갈비뼈를 움직이면서 걷는 생물이다. 호흡,

체간, 동작의 관계를 꼭 이해해 두기 바란다.

check

호흡력을 높이기 위해서는 '복횡근'이라는 체간의 근육을 사용한다.

몸의 비대칭성 이해하기

몸은 좌우 대칭이 아니다.
인간의 몸은 오른쪽으로 안정을
찾기 쉬우므로
오른쪽으로 치우치기 쉽다.

/ 인간의 몸은 기본적으로 좌우 비대칭이다 /

조금 이야기가 빗나갔는데, 호흡과 자세의 관계에 대해 좀더 계속해 보자.

나는 미국에서 PRI를 배웠다. PRI란 Postural Restoration Institute의 약자로, 'Postural'은 '자세', 'Restoration'은 '회복', 'Institute'는 '교육기관'이라는 의미로, 미국 네브래스카(Nebraska)주에 있는 자세를 회복하기 위한 연구 교육기관이다.

이 기관을 창설한 것은 물리치료사 론 허루즈커(Ron Hruska)라는 인물이다. 허루즈커 씨는 '인간의 몸은 기본적으로 좌우 비대칭이다. 따라서 자세와 여러 관절에 이어진 근육 사슬(Muscle Chains)에 편중이 일어나 전신 운동과 보행, 호흡, 휴식에 영향을 미친다'라는 개념을 주장했다.

처음에 이 개념을 마주했을 때 엄청난 충격을 받았다. 그때까지 인간의 몸은 좌우 대칭이며 하나의 축으로 되어 있다고 알고 있었기 때문이다. 그래서 트레이닝을 할 때도 오른발을 10회 움직이면 다음에는 왼발을 10회 움직인다는 식으로 좌우 같은 횟수로 시행했다. 사람의 몸을 관리할 때에도 무릎은 좌우의 무릎이 같다는 생각으로 재활치료(rehabilitation)를 해나간다는 고정

관념을 가지고 있었다.

그런데 PRI 이론은 인간의 몸이 좌우 비대칭이라는 출발점에서 시작한다. 당연히 트레이닝이나 재활치료를 할 때 좌우 똑같이 시행할 필요는 없다. 오른쪽 무릎의 통증과 왼쪽 무릎의 통증을 같은 방법으로 치료 또는 재활치료를 하지 않는다.

생각해 보니 우리 몸은 분명 비대칭이다. 인간의 몸을 외부에서 보면 골격과 근육이 좌우 대칭인 것처럼 보인다. 하지만 **몸속을 들여다보면 오른쪽 폐는 3조각, 왼쪽 폐는 2조각으로 조각 수도 크기도 다르다. 또 심장은 왼쪽, 간은 오른쪽에 위치하고 있다.**

횡격막도 자세히 보면 좌우로 크기와 두께가 다르다. 앞서 횡격막은 돔 형태의 지붕을 만든다고 했는데, 이 돔 형태의 깊이는 좌우가 다르다.

구조적으로 말하면, 비교적 큰 장기인 간이 오른쪽 아래에 위치함으로써 오른쪽 횡격막은 항상 밀려올라가 있다. 따라서 돔 형태의 지붕을 유지한다. 숨을 들이마셔서 지붕이 평평해질 때까지 시간이 많이 걸리고 호흡이 쉬운 편이다.

이와 달리, 횡격막의 왼쪽 위쪽에는 심장이 위치해 있기 때문에 돔 형태의 지붕은 위에서 눌린 형태가 되어 있다. 지붕이 이미 내려가 있는 상태에서는 공기를 담아둘 수는 있지만, 교환할 수 있는 공기가 적어진다.

앞서 횡격막은 요추에 붙어서 요추를 잡아당기는 작용을 한다고 했다. 횡격막은 요추의 좌우에 붙어 있는데 특히 오른쪽에 깊숙하게 붙어 있다. 당연히 요추의 상하 근육 연쇄작용에도 큰 영향을 미친다.

인체의 구조적 좌우 비대칭에 따라 **사람은 우측이 비교적 호흡하기 쉽고 더 안정된 구조로 되어 있다.** 또 인간은 '신경 면에서도 좌우 비대칭'이다. 좌뇌의 '운동야(運動野; 손과 팔의 움직임에 관여하는 부위)'를 잘 사용하기 때문에 몸의 우측이 사용하기 좋다.

사람에 따라 오른손잡이도 있고 왼손잡이도 있지만, 기본적으로 몸의 우측이 사용하기 쉽고 안정적이기 때문에 우측에 중심을 두는 경향이 있다.

역의 홈에서 열차를 기다리는 사람들을 관찰해 보면 많은 사람들이 오른쪽으로 '쉬는' 자세를 취하고 있다는 것을 알 수 있다. 어쩌다 그런 자세를 취한 것이 아니라 오른쪽이 훨씬 쉽기 때문에 그 자세를 취하는 것이다.

check
_____

인간의 몸은 좌우 비대칭이며 우측으로 편중이 일어나는 경향이 있다는 사실을 알아 두자.

호흡으로 몸의 '좌측'을 사용한다

호흡의 힘으로
'좌측의 세계'를 즐긴다.

/ 의식적으로 왼쪽을 사용한다 /

앞서 언급했듯이 우리의 몸은 좌우 비대칭이다. 뇌의 운동야에서도 좌뇌가 우위에 있기 때문에 우반신을 사용하기 쉬우며 우측에 중심을 두는 경우가 많다. 참고로 좌뇌는 몸의 오른쪽을 우뇌는 몸의 왼쪽을 담당한다.

호흡을 할 때도 오른쪽에 간이 있기 때문에 우측 횡격막이 돔 형태를 취하기 쉬워서 주로 우측으로 호흡하려고 한다. 반대로 좌측 횡격막은 위에 심장이 올라가 있으므로 돔 형태를 취하기 어렵고 공기가 들어 있는 상태, 즉 긴장 상태를 유지해야 한다. 좌측은 공기가 들어 있으므로 왼쪽 갈비뼈가 열린 상태가 되기 쉽다.

거듭 강조했듯이 '좌우비대칭'이나 '뒤틀린' 자체가 나쁜 것은 아니다. 비대칭 상태이거나 비뚤어져 있는 것이 당연하다. 문제는 그 상태로 치우쳐 고정화되는 것이다.

왼쪽 갈비뼈가 벌어지면 그에 따라 연결되어 있는 흉곽도 왼쪽으로 향한다. 이때 골반은 오른쪽으로 향해서 균형을 잡으려고 한다. 반대로 흉곽을 오른쪽으로 돌리면 이번에는 골반이 왼쪽을 향한다. 원래 사람은 걸을 때 '흉곽좌, 골반우' '흉곽우, 골반

좌'의 움직임을 교대로 반복하면서 팔을 흔들면서 앞으로 전진한다.

이것을 공기압의 변화로 살펴보자. 흉부 우측에 있는 공기를 빼서 좌측에 넣으면, 중심이 몸의 우측으로 기울어진다. 다시 좌측의 공기를 빼서 우측에 넣으면 중심이 좌측으로 기울어진다. 이 공기의 출입에 연동해서 다리를 교대로 움직이면 보행이 성립된다.

그런데 **우측으로 기울어진 상태로 고정화되어 버린 사람은 이런 동작(보행)이 어렵다.** 평소 오른쪽만 사용하는 사람은 왼발에 체중을 실으려고 할 때 아직 우측 근육이 작동되는 상태에서 좌측에 체중을 실어서 걸으려고 한다. 우측 근육의 전원을 끄고 체중을 왼쪽으로 완전히 실어서 걷고 싶지만, 체중이 왼쪽으로 완전히 실리지 않은 채 걷게 된다.

오른쪽에 체중을 싣는 것이 나쁘지는 않다. 오른쪽으로 기울어진 상태로 다시 왼쪽으로 가지 못한다는 것이 문제다.

이런 모든 것들이 영향을 미쳐 좌우 비대칭으로 기울어진 채 몸을 움직이는 것이 패턴화되었다. 기울어진 상태로 몸을 계속 움직이면서, 그런 상태를 자각하지 못하면 몸의 어딘가에 변형이 생긴다. 구체적으로는 무릎 통증, 요통, 고관절통, 혹은 목통증, 어깨결림, 두통 등 몸의 통증이나 부조화로 나타난다.

운동선수는 자세가 기울어지는 것을 방지하기 위해 의도적으로 주로 사용하는 손과 발의 반대편으로 연습하기도 한다. 메이저리거의 다르빗슈 유(Sefat Farid Yu Darvish) 투수는 연습할 때 좌투를 하는 것으로 유명하다. "그런 식으로 연습할 시간이 있으면 오른쪽으로 제대로 던져라"라는 목소리도 나오지만 나는 아주 좋은 발상이라고 생각한다.

일반인들도 쉽게 할 수 있는 편향 해소법은 무엇보다 '호흡'에 집중하는 것이다. 호흡이 바뀌면 자세가 바뀌고, 자세가 바뀌면 동작도 바뀐다.

PRI에서는 이 상태를 '왼쪽 세계를 즐긴다'라고 표현한다. 오른쪽으로 기울어져 있던 사람이 왼쪽의 공기를 빼고 왼발에 체중을 싣는다. 그러면 진정한 의미에서 왼쪽에 체중이 실린다는 느낌을 얻게 된다. 즉 '땅에 발이 붙어 있다'는 감각을 확실하게 얻을 수 있다.

예전에 어떤 호흡 운동 체험자에게서 "땅위를 걷고 있는 느낌이 든다"라는 말을 들은 적이 있다. 아주 멋진 감각을 발견한 것이다.

check
───

의식적으로 호흡을 하면 '왼쪽'의 감각을 회복할 수 있고 동작이 부드러워진다.

몸의 피로와 호흡의 관계

자율 신경과 내장 기관의 부조화도 호흡의 혼란과 관련되어 있다.

/ 호흡이 안정되면 모든 것이 바뀐다 /

호흡이 흐트러지는 것은 자율 신경의 부조화, 몸의 피로와도 관계된다.

동양 의학계의 호흡 관련 서적에서는 '단전호흡을 하면 부종과 피로가 해소될 수 있다'고 기록되어 있다. 내용 중에는 애매한 논리가 눈에 띄는 경우도 많아서 다소 의심스럽기는 하지만 호흡과 자율 신경의 관계를 감안하면 이치에 맞는 말이라고 생각한다. 자율 신경의 부조화는 몸에 다양한 문제를 초래한다. 대표적인 증상으로는 목과 어깨결림, 허리와 무릎, 고관절 등의 관절통이다.

이러한 자율 신경의 부조화는 '불량한 호흡 운동' 때문이라고 할 수 있다. 앞서 말한 것처럼 어깨를 움츠러서 하루에 2만 번 호흡을 하면 어깨가 결리고 목이 돌아가지 않는다. 또 허리를 뒤로 젖히면서 호흡을 하면 허리에도 통증이 온다. 이런 경우 골반의 위치도 앞쪽으로 기울어지게 되므로 일상생활에서 쪼그리고 앉거나 계단을 오르내릴 때 무릎에 부담이 된다.

결림이나 통증 이외에도 호흡은 소화 기관의 부조화와도 관계가 깊다. 내장 기관의 부조화나 변비, 생리불순 등도 자율 신경의 부조화로 인해 초래된다. 이것은 횡격막의 구조와 기능을 곰곰이 생각해 보면 이해하기 쉽다.

횡격막에는 3개의 구멍이 뚫려 있는데, 그곳을 통과하는 것은 (하행) 대동맥, 대정맥 그리고 식도다. **횡격막의 긴장 상태가 계속되면 식도와 위장에도 영향을 미친다.** 만약 횡격막이 내려간 상태로 호흡을 하면 횡격막은 돔 형태를 만들지 못해 지붕이 내려가지 않는다. 그렇게 되면 횡격막 밑에 있는 간장, 신장, 췌장, 위, 소장, 대장, 생식기(여성의 경우), 내장 지방 등 복강에 들어 있는 장기들이 움직이지 못한다.

원래 스스로 움직일 수 없는 장기이므로 횡격막이 움직이지 않으면 장기도 움직이지 않고 혈류가 막히게 되며, 소화 기관은 연동 운동을 제대로 하지 못하므로 대변이 막힐 수 있다. **실제로 내 고객인 80대 여성은 호흡이 좋아진 후 40년 변비 지옥에서 탈출할 수 있었다**고 한다.

이외에도 자율 신경의 부조화에 따른 피로감과 우울감도 있지만, 교감 신경 우위를 유지한 채 잠자리에 들면 수면의 질도 낮아지고 충분한 휴식을 취할 수도 없다. 그런 사람들은 매일 일찍 일어나서 출근하고 밤늦게까지 일하는 생활을 계속한다.

또 두통이나 눈의 피로감도 발생할 수 있다. 목이나 어깨로 호흡을 하면 갈비뼈 하부와 상부 모두 호흡을 할 때마다 위쪽으로 올라간다.

갈비뼈가 올라가면 골반도 앞쪽으로 기울기 때문에 발뒤꿈치가 땅에 잘 닿지 않는다. 즉 말 그대로 '발이 땅에 닿지 않은' 상태가 된다. 이 상태에서는 부(副)호흡근인 목 근육을 사용해야 호흡을 할 수 있으므로 두통, 눈의 피로, 목의 통증 등이 나타난다. 이런 경우에는 일단 자신의 호흡에 관심을 가져 보자. 자신의 상태를 파악할 수 있으면 대책을 세울 수가 있다.

호흡이 흐트러지는 것은 몸의 부조화나 피로와 관계된다. 말하자면 **호흡을 안정시키면 몸의 부조화나 피곤함도 해소될 수 있다.** 일단 평소의 호흡을 안정시키는 것이 중요하다.

횡격막이 편안해진 상태에서 호흡을 하면 부교감 신경이 우위가 된다. 자율 신경의 부조화로 인해 발생하는 신체적 문제를 해소하려면 먼저 호흡의 이상 상태를 파악하고 즉시 호흡을 바꿔야 한다.

check
호흡 개선으로 신체적 부담과 자율 신경의 부조화가 해소되면 쉽게 피로해지지 않는다.

프레젠테이션을 하기 전에 해야 할 호흡

긴장되는 상황을 앞둔 경우
의식적으로 숨을 내쉬고
편안한 상태가 되도록 조절한다.

/ 자신의 상태를 파악한 후 조절하기 /

46페이지에서 중립성을 언급했다. **호흡 운동을 통해 중립성을 얻게 되면 자신의 현재 상태를 객관적으로 파악할 수 있고** 정신적으로도 다양한 상황에 대응할 수 있게 된다.

예를 들어, 프로 골퍼의 캐리백이 시합장에 도착하지 않았다고 하자. (실제로 자주 일어나는 일이다.) 이때 중립성을 가지고 있는 사람은 "뭐, 그런 일이 종종 있지"라고 생각해 버릴 수 있다. 중립성이란 어느 쪽으로도 갈 수 있는 상태라고 했는데, 이 경우에는 좋을 수도 있고, (캐리백이 회의장에 도착함) 나쁠 수도 있으며, (캐리백이 회의장에 도착하지 않음) 어느 쪽 상태가 되어도 괜찮다고 생각한다.

만약 캐리어백이 도착하지 않으면 골프장에서 골프채를 빌리거나, 미리 준비해 놓은 예비 골프채를 사용하는 등 평소처럼 플레이를 하면 된다.

예비 골프채를 준비하고 있다는 것은 캐리어백이 도착하지 않은 상황을 미리 예상하고 있었다는 뜻이다. 즉, 어떻게 되든 괜찮다는 중립성을 사전에 가지고 있었던 것이다.

"내 골프채가 손에 익어서 좋지만 다른 골프채로 쳐야 하는 상황이 발생할 수도 있지. 그러면 다른 골프채로 치면 되고."

이처럼 심리적으로 타협을 할 수 있는 것은 그 '진폭'을 수용하기 때문이다. 자신의 제로 상태가 어떤 것인지 알고 있으면서, 동시에 마이너스 5의 상태도 플러스 5의 상태도 파악하고 있다는 뜻이다. '진폭'을 아는 사람이 평상심을 찾기 쉽다.

비즈니스 영역에서도 중요한 프레젠테이션이나 회의를 앞둔 상황에서는 당연히 불안과 긴장을 많이 느끼게 된다. 원래 중요한 프레젠테이션이나 회의를 앞두고 불안과 긴장을 느끼는 것은 자신에 대한 기대가 크기 때문이다.

과도한 기대를 하면 교감 신경이 우위가 되어 맥이 빨라지고 심장도 두근거린다.

이때 마음을 진정시키기 위해서는 과도한 긴장을 버려야 한다. 긴장을 버리기 위해서는 우위가 되어 있는 교감 신경을 부교감 신경으로 전환시켜야 한다. 그러기 위해서는 **먼저 자신이 지나친 기대로 긴장하고 있다는 사실을 깨닫고, 교감 신경이 우위가 되어 있다는 것을 인식하게 되면 '숨을 내쉬는'** 행위가 효과를 발휘할 수 있다.

호흡을 통해 자율 신경의 레벨을 조절한다. **이것은 스스로 자율 신경의 균형이 잡혀 있는 '제로 상태'를 느낄 수 있어야 비로소 할 수 있는 일이다.**

자신의 제로 상태를 느낄 수 있어야 교감 신경 우위임을 깨달을 수 있고 부교감 신경 우위가 될 수 있다.

여담을 말하자면, 일류 선수 중에는 자극을 받아도 심박수가 별로 오르지 않고 부교감 신경이 그대로 우위를 유지하는 사람도 있다. 물론 평소 일상생활에서 평상심을 기르고 있기 때문이기도 하지만, 일반적으로는 대체로 긴장할 만한 상황이 되어도 부교감 신경이 우위에 있는 경우다. 이런 유형의 선수는 경기를 통해 흥분함으로써 교감 신경을 높이고 자율 신경 안정을 도모할 수 있다. 이런 사람의 경우에는 천부적인 재능을 가진 것이며 매우 특수한 예라고 할 수 있다.

어쨌든 평상심은 호흡과 자율 신경의 균형과 깊은 관계가 있다는 것을 알아야 한다.

check
_____

중립성을 가지고 자신의 상태를 파악한 뒤, 긴장하고 있다고 판단되면 의식적으로 숨을 내쉰다.

호흡으로 교감 신경의 스위치를 켠다

구원투수의 정신력도 호흡으로 컨트롤한다.

/ 긴장했다는 사실을 스스로 인정한다 /

'평상심을 가졌다'는 것은 어떤 상황에도 대처할 수 있다는 뜻
이다. 감정이 없어 어떤 일이 일어나도 반응하지 않는 것과는 다
르다.

중요한 프레젠테이션이나 거래를 앞두고 긴장해서 교감 신경
이 우위가 되는 것은 보통 사람에게는 당연한 일이다. 나도 큰
회의장에서 세미나를 할 때 평소와 달리 긴장을 느낄 때도 있다.
그럴 때는 세미나가 시작되기 전에 풍선을 불어서(228페이지)
숨을 내쉬면 불필요한 긴장이 해소되어 편안하게 말할 수 있다.

긴장한 자신을 인정하고 이해해 줄 수 있는 태도도 중요하다.
앞서 말한 것처럼 긴장하는 것은 자기 스스로에 대한 기대가 크
기 때문이다. 즉 자신을 평가하고 있다는 것이며 사실은 멋진 일
이다.

하지만 냉정하게 생각해 보면 자신에게 너무 지나치게 기대하
지 않아도 되는 경우가 많다.

'내가 다 하려고 하지 말고 주위 사람에게 도움을 좀 받자.'

'이 프레젠테이션 하나로 회사의 모든 것을 짊어지는 것은 아

니다.'

그렇게 생각하면 마음이 편안해진다. '내쉬기'를 통해 부교감 신경 우위로 조절할 수 있다면 이런 냉정한 시각을 가질 수 있다.

이와 반대 상황으로 심신이 모두 피로해서 의욕이 생기지 않을 때도 업무에서 최소한의 결과를 내야 하는 상황이 있다. **그럴 때는 숨을 들이마시는 횟수를 늘린다. 숨을 많이 들이마시면 긴장감이 올라가기도 한다.** 즉, 호흡으로 교감 신경을 우위로 만드는 것이다. 이처럼 교감 신경의 스위치를 켜는 방법을 알기만 해도 다양한 상황에 대처할 수 있다.

내가 담당하고 있는 일류 선수 중에는 교감 신경의 스위치 전환을 재빠르게 하는 사람이 많이 있다. 평소에는 매우 온화하고 태평스러운 성격의 선수가 그라운드에만 서면 분위기가 확 바뀌는 경우를 보았다.

내가 예전에 담당했던 마이너리그 선수 중 어떤 구원투수가 있었다. 그는 평소에는 장난감 곰 테디베어 같은데, 그라운드에만 서면 마치 진짜 곰처럼 행동이 돌변했다. 그런 식으로 스위치를 전환할 수 있는지 여부가 매우 중요하다.

참고로 구원투수가 마운드에 오르는 것은 밤 9시 30분이나 10시로 비교적 늦은 시간대다. 이때 교감 신경이 높아져서 흥분 상태가 되기 때문에 경기가 끝난 뒤에도 감정이 고조된 채로 불면증에 시달리는 선수가 적지 않다. 그래서 잠을 잘 수 없다는 이유로 술을 마시고 귀가하면 피로가 해소되지 않아 컨디션을 회복하는 데 상당히 고생한다. **그러므로 경기 후에는 호흡 운동을 하고 집으로 돌아가는 것이 좋다.**

일반인들도 매일 늦게까지 일을 하고 집으로 돌아간 뒤 침실에서조차 스마트폰을 가지고 들어가서 줄곧 SNS를 주고받는 사람이 있다. 이런 식이라면 교감 신경이 우위를 유지하게 되므로 피로가 풀리지 않는 것도 당연하다. 이런 경우에는 빨리 스위치를 끈 뒤 호흡 운동을 해서 부교감 신경을 우위로 만들어야 한다.

교감 신경의 스위치를 전환하는 습관이 자율 신경을 안정적으로 만들어 준다.

check
___

야근을 비롯해서 늦은 시간까지 활동한 날에는 호흡 운동을 한 후 잠자리에 든다.

호흡은 '최상의 집중'과도 크게 관여되어 있다.

/ 존 혹은 몰입에 들어갈 수 있는 방법 /

스포츠 세계에서는 기적 같은 플레이를 펼친 최상의 집중 상태를 '**존(zone)에 들어간다**'고 한다.

이러한 최상의 집중 상태는 스포츠를 할 때뿐만 아니라 일상생활에서도 나타난다. 1970년대 시카고대학 심리학과 교수였던 미하이 칙센트미하이(Mihaly Csikszentmihalyi)가 '몰입(Flow)'이라는 개념을 제창했다. 몰입은 존과 마찬가지로 최상의 집중 상태를 뜻한다. 말하자면 '**무아의 경지**' 상태에 가깝다.

칙센트미하이는 몰입 상태의 심리를 다음의 9가지 요소로 설명했다.

① 도전과 기술의 균형
② 행위와 인식의 융합
③ 명확한 목표
④ 명확한 피드백
⑤ 눈앞의 과제에 대한 집중
⑥ 자기 조절감
⑦ 자아의식 상실

⑧ 시간 감각의 변화

⑨ 자기 목적적(Autotelic) 경험

그러면 '존' 혹은 '몰입'은 호흡과 어떤 관계가 있을까.

중요한 상황이 되면 선수가 "휴" 하고 숨을 내쉬는 모습을 볼 수 있다. 긴장 상태를 몸이 알아차리고 무의식적으로 '숨을 내쉬는' 행동을 함으로써 부교감 신경을 우위에 두려고 하는 것이다.

"숨을 내쉬어서 부교감 신경이 우위가 되면 전투 의욕이 생기지 않을 텐데요?"

"편안해지면 승부에서 이길 수 없잖아요?"

그런 말을 자주 듣지만 걱정하는 일은 일어나지 않는다. **중요한 상황이 눈앞에 닥치면 자율 신경인 교감 신경은 제멋대로 우위가 되기 때문에 과도한 긴장 상태를 제거하기 위해 숨을 내쉬는 행위가 꼭 필요하다.**

존에 들어간 선수는 무의식적으로 호흡을 한다. 그런데 호흡으로 정신력을 마음을 가다듬는 것도 중요하지만, 중요한 순간에 호흡을 과도하게 의식하면 경기력은 분명히 떨어진다.

내가 운동선수와 함께 일하는 트레이너들을 대상으로 강습을 할 때 "임팩트 순간에는 숨을 내쉬는 편이 좋은가요, 아니면 들이마시는 게 좋은가요?" "공을 던질 때는 숨을 내쉬어야 하나요?"라는 질문을 자주 받는데, 결론부터 말하자면 어느 쪽이든 상관없다. 하지만 '바로 이때다'라고 생각하는 순간에 호흡을 의식하고 있다면 플레이에 집중하지 못하고 있다는 증거다.

존에 들어가기 위해서는 유사시에는 마음대로 스위치를 켜서 플레이할 수 있는 상황을 만들 필요가 있다. 그러기 위해서는 평소 자신의 몸을 모니터해서 '존'과 '몰입'의 전제가 되는 '평상심'을 길러 두는 것이 중요하다. 그래서 호흡의 역할이 크다는 것이다.

check
───

기본적인 호흡력을 몸에 익혀 두면 중요한 상황에 집중력을 극대화할 수 있다.

타인이 페이스를 방해하지 않도록 하는 방법

호흡할 때 템포를 잃지 않고
자신의 '타이밍'을 확보한다.

/ 자신의 '타이밍'을 확보하는 것이 중요 /

　스포츠나 무술의 세계에서는 '타이밍을 지배하는' 사람이 승리를 손에 쥔다.

　타이밍을 읽는다는 것은 상대의 호흡을 관찰하는 것과 통하는 말이다. 어느 날, 저명한 유도 선수의 전 매니저 이야기를 들을 기회가 있었다. 그의 말에 따르면 유도 선수는 상대와 맞붙을 때 서로 호흡의 움직임을 살핀다고 한다.

　사람은 숨을 들이마신 상태에서는 무게 중심이 올라가므로 움직임이 둔화되고 반응도 늦어진다. '방금 숨을 들이마셨는데 쓰러졌다'라는 긴박한 상황이 발생한 경우도 있었다.

　이 때문인지 일반 직장인도 회의나 거래 등으로 의사소통을 할 때 '타이밍'이 큰 의미를 가진다고 한다. 타이밍을 잘못 맞추는 사람은 상대가 말하는 도중에 발언을 무시하고 버럭 화를 내버리기도 한다. 반대로 평소 말수가 적은 사람이라도 타이밍을 잘 맞춰서 발언하면 "아, 좋은 말이구나!"라는 반응을 들을 수도 있다.

　나는 미국에서 생활을 시작했던 당초에 대화의 고리에 들어가기 위해 정말 많은 고생을 했다. **그들의 대화는 도무지 '타이밍'을 잡을 수 없을 정도로 끊어지지 않았다.** 참고로 동양인끼리 대화할 때는 한 사람이 발언을 끝내면, 한 호흡을 두고 다음 사람이 발언한다는 암묵적 규칙 같은 것이 있다.

아마도 여기에는 언어의 구조적인 이유도 있을 것이다. 왜냐하면 서양의 언어 문장에서는 결론이 중간에 나오는데, 동양의 언어 문장에는 마지막에 결론이 나온다. 따라서 동양인은 대화할 때는 끝까지 듣고 나서 발언할 수밖에 없기 때문이기도 하다.

동양식 대화에 익숙한 나는 대화의 고리를 어떻게 연결해야 할지 타이밍을 잡을 수 없었다. 발언하기를 주저하고 있다가 함께 있던 어떤 사람에게 주의를 받고 말았다.

"당신, 왜 한 마디도 하지 않는 거야? 말을 안 하겠다면 여기에 있을 필요가 없잖아."

그런 경험을 한 후 차츰 겁먹지 않고 발언하게 되었다.

대화의 기법과 분위기를 띄우는 기술은 많이 있을 것이다.

어떤 타이밍에서 장단을 맞출지, 고개를 끄덕이는 빈도는 어느 정도가 좋을지, 사람의 말을 들을 때의 표정과 손짓 그리고 상대에게 실례가 되지 않는 좋은 질문이 무엇인지, 생각해 보면 끝이 없다. 하지만 이것을 일종의 기술로만 생각해 버린다면 '나'

라는 축에서 벗어나 상대방에게만 맞추는 방식이 되어 버린다.

대화의 타이밍에 대해 말하자면, 우선 자신의 타이밍을 알아서 확보하는 것이 중요하다. 즉, 그것은 **나의 호흡 템포를 확립한다**는 의미이기도 하다.

상대방의 타이밍에 맞춰 발언하려고 하면 아무래도 대화가 어색해진다. 나와 상대방의 호흡 템포는 분명히 다르므로, 상대방의 템포를 인정하면서도 나의 템포를 찾아서 발언해야 한다. 또 다소 어려울 테지만, 나의 호흡을 흩트리지 않은 상태에서 상대방의 말을 이해하면 고개를 끄덕이면 되고 의문스러운 타이밍에서는 질문을 하면 된다.

대화의 기술을 걱정하는 동안 상대방이 말하려고 하는 것을 놓쳐 버릴 수도 있다. 예를 들면 공을 칠 때 숨을 들이마시는 게 좋을지 내쉬는 게 좋을지 고민하는 사이에 150킬로미터의 속도로 날아온 볼을 놓쳐 버린 야구 타자와 마찬가지다.

틈이 날 때마다 내 호흡의 진폭과 중립성을 제대로 파악해서 호흡을 정리해 두면 자연스럽게 대화할 수 있게 된다.

check
_____

평소 내 호흡 템포를 파악해 두면 외적인 요소와 규칙에 크게 좌우되지 않는다.

대중 앞에서 말할 때 성량을 높이는 방법

힘 있는 목소리는
횡격막의 사용법과
숨 쉬는 방식에 좌우된다.

/ 목소리와 호흡의 관계는? /

회의 중에 좋은 목소리를 가진 사람이 발언하는 것을 들으면 왠지 설득력이 있게 들리는데 신기한 일이다. 또 단지 목소리가 클 뿐인데 원기왕성하고 의욕적으로 일할 것처럼 보이기도 한다.

미국 심리학자 앨버트 메라비언(Albert Mehrabian)의 '메라비언의 법칙'에 따르면 상대방에 대한 인상을 결정하는 데 중요한 요소로 시각 다음으로 청각(목소리)이 중요한 영향을 미친다고 한다.

이렇게 중요한 **목소리는 호흡과도 상당한 관계가 있다.**

어떤 세미나에서 소리 내는 방법이 '횡격막의 상하 이동'과 '성대 조절'에 따라 결정된다는 말을 음악가에게서 들은 적이 있다. '성대의 조절'이란 물을 뿌릴 때의 호스를 떠올리면 이해하기 쉽다. 호스로 물을 뿌릴 때 호스 끝부분을 손가락으로 집으면 물줄기가 더 세차게 나간다. 이것을 공기로 대체한 것이 발성의 구조다. 노래를 잘 부르는 사람은 성대 사용법의 비밀을 터득하고 있다는 뜻이다.

하지만 성대 사용을 아무리 잘해도 성량이 부족한 사람이 있다. 그것은 호스에 물을 공급할 때의 원래의 수압, 즉 횡격막에서 내보내는 공기의 압력이 약하기 때문이다.

그래서 "배에서 소리를 내 볼까요?"라는 보이스 트레이너의 요청이 있어도 횡격막의 움직임을 올바르게 사용한다는 것은 쉬운 일이 아니다.

왜냐하면 이미 말했듯이 '횡격막이 움직이고 있다'는 감각을 알아채기 어렵기 때문이다. 예를 들어 인대, 관절, 근육, 힘줄 등 각 부위에는 '수용기(受容器)'라는 센서(감각 기관)가 있다. **이 센서의 반응에 따라 늘어나는지, 수축되는지, 편안해지는지 등을 알 수 있다.**

하지만 횡격막에는 센서가 적다. 적은 이유는 일일이 센서가 작동할 경우 일상생활에 지장이 생기기 때문이다. 어쨌든 사람은 하루 2만 번 이상 횡격막을 움직여 호흡하는데, '지금 수축했다' '이제 편안해졌다'라는 식으로 매번 호흡을 할 때마다 감각을 알아챈다면 정보량이 너무 많아서 혼란스러워진다.

따라서 보이스 트레이너가 "횡격막을 올리세요, 이제 내리세요"라고 해도 학생들은 대부분 무슨 뜻인지 감을 못 잡는다.

흔히 하는 실수는 "횡격막을 올리세요"라는 말을 들으면 숨을 들

이마셔 버리는 경우다.

실제로는 숨을 들이마시면 '횡격막이 내려가' 평평하게 펴진다. 이때 실제로 움직이는 것은 흉곽으로, 숨을 크게 들이마시면 흉곽이 확장되는데 횡격막이 어떻게 움직이는지 알지 못하기 때문에 반대로 호흡하는 것이다.

이런 사람은 종종 목소리가 나오지 않는 이유를 '숨을 충분히 들이마시지 않았기 때문'이라고 결론을 내린다. '숨을 들이마시지 않는다 → 목소리가 나오지 않는다'라고 나름대로의 이론을 만드는 것이다.

하지만 그와 반대로 원래 숨을 지나치게 들이마신 뒤 완전히 내쉬지 않아서 목소리가 나오지 않는 것이다.

숨을 완전히 내쉬어야 횡격막이 제대로 움직일 수 있게 되고, 그러면 내보내는 공기의 압력이 높아져서 목소리가 나오게 된다.

내 워크숍에 어떤 성악가가 참석한 적이 있다. 나는 프로 성악가인지 전혀 알지 못한 채 이런 식으로 말해 버렸다.

"지금부터 풍선을 불어서 팽창시키는 훈련을 합니다. 그 전에 워밍업을 할 겸 화장실에 가서 좀 큰소리를 지르고 오시겠어요?"

잠시 후 화장실 쪽에서 엄청나게 힘 있는 미성이 들려 왔다. 나는 깜짝 놀라 "어, 장난 아닌데!"라고 중얼거리며 머쓱해했다. 프로 성악가인 줄도 모르고 워밍업으로 "화장실에 가서 소리를 지르고 오세요"라고 말해 버렸던 것이다.

어쨌든 일반적인 훈련이 끝나고 다시 한번 화장실에 가서 소리를 지르도록 주문했다.

나는 음악 전문가가 아니기 때문에 솔직히 전문가적 평가를 내리지는 못한다. 다만 훈련 전과 마찬가지로 멋진 미성을 다시 한번 감상할 수 있었다.

그 음악가는 "그전보다 소리를 내기 쉬워졌습니다. 그런데 더 좋은 것은 목소리의 높낮이 조절을 잘할 수 있게 되었다는 거예요"라고 말했다.

얼핏 생각하면 트레이너와는 상관없을 듯한 음악가들에 얽힌 에피소드들이 있다.

성악가뿐만 아니라 나에게 호흡 트레이닝을 받고 있는 트롬본 연주자도 소리를 내기 쉬워졌다고 말했다. 트롬본은 숨을 내쉬면서 연주를 하는 것이므로 그가 말하는 뜻을 짐작할 수 있었는데, 그보다 '**지면에 체중이 제대로 실리게 되어 몸이 안정을 찾았다**'는 것이다.

이외에도 흥미로웠던 경우는 피아노 연주자다. 호흡 운동 전후를 비교해 보면 연주 소리가 분명히 변했다. 나 같은 아마추어가 들어도 음이 상당히 부드러워졌고 전보다 소리가 자유롭고 풍부한 소리로 변했음을 알 수 있었다.

아무래도 체간이 안정됨으로써 손가락을 자유롭게 움직일 수 있게 된 것 같아 트레이닝을 해준 나로서도 놀라울 따름이었다.

check

호흡 운동은 운동선수뿐만 아니라 누구에게나 효과가 있다.

호흡법만 잘하면 살을 뺄 수 있다고?

호흡을 살려서
다이어트하려면 반드시
'절에서 수행 생활'을 하듯 해야 한다.

/ '호흡만 잘하면 살이 빠진다'는 말이 진실일까? /

언젠가부터 호흡이나 다이어트에 관련된 도서와 상품이 엄청 나게 쏟아져 나오고 있다. 애초에 호흡을 제대로 할 수 있는지 여부는 체형과도 관계되어 있다.

배 주위에 내장 지방이나 피하 지방이 있으면 숨을 내쉬어도 갈비 뼈가 내려가지 않고 벌어져 있는 상태가 된다. 이는 숨을 들이마신 것과 같은 상태로 갈비뼈를 끌어내리는 역할을 하는 복횡근(腹横筋)과 내복사근이 잘 작동하지 못하기 때문이다. 배 주위를 감고 있는 고무가 늘어져서 다시 회복될 수 없는 상태가 된 것이다.

나는 살이 좀 쪘다는 생각이 들면 숨을 내쉬기가 힘들어지는 것을 실감한다. 특히 배 둘레가 튀어나온 사람들은 숨을 내쉬기 힘들 것이다.

이처럼 살이 찐 사람은 '살을 빼기 위해 체간 훈련을 해야겠다'고 생각하기 쉽다. '체간 트레이닝을 하면 살이 빠진다'고 믿는 사람도 많지만 유감스럽게도 너무 쉽게 생각한 것이다. **체간의 근육은 전신의 근육량에 비하면 적은 편이다.** 체간 트레이닝을 한 다고 해서 신진대사가 갑자기 좋아지기를 기대하기는 어렵다.

당연한 말이지만 살을 빼고 싶다면 먼저 섭취하는 칼로리를 줄이고 소비 칼로리를 늘려야 한다. 특히 배가 볼록 나온 사람은 먼저 내장 지방부터 줄여야 한다.

대부분의 대사증후군(metabolic syndrome) 환자들은 몸이 만성 염증 상태에 있다. 우선 이 염증 상태에서 벗어나는 것이 중요한 포인트다. 알코올과 담배, 기름진 식사를 삼가야 하는 것은 기본이고, 운동과 트레이닝을 하려면 먼저 호흡 운동부터 시작해야 한다.

"호흡만 하면 살이 빠진다"라는 말에 매달리는 마음도 충분히 이해한다. 나도 '호흡하면 살이 빠진다'라고 쓰면 책이 잘 팔리는 것도 알고 있다. (웃음) 연구 논문 등을 거론하면서 호흡과 살이 빠지는 관계를 입증할 수 있으면 좋겠지만 안타깝게도 호흡만으로는 살이 빠지지 않는다. 애초에 호흡 운동 자체는 몸을 많이 움직이지 않으므로 소비하는 에너지가 너무 적다.

한때 숨을 길게 내쉬는 다이어트법이 유행했었다. **그건 단지 숨을 내쉬면 살이 빠지는 것이 아니라, 본질은 갈비뼈의 위치를 낮추고 횡격막을 제대로 상하로 움직이게 한다는 것이 포인트다.**

숨을 충분히 내쉬어서 부교감 신경이 우위가 되면 몸의 염증 상태가 개선되고, 염증이 개선되면 수면의 질도 높아진다. **수면 시간이 비만과 관련이 있다는 것은 이미 과학적으로 증명되었다.** 8시간 잠을 잔 사람과 5시간만 잠을 잔 사람을 비교하면, 후자는 식욕을 촉진시키는 호르몬인 그렐린(ghrelin)이 약 15퍼센트 더 많이 분비되고 식욕을 억제하는 호르몬 '렙틴'이 약 15퍼센트 적게 분비된다는 데이터 보고가 있다.

그래서 내가 '호흡을 이용한 다이어트'로 권장하고 싶은 것은 절에서 수행 생활을 하는 것이다. 진심으로 하는 말이다. 절에서는 아침에 일찍 일어나 좌선을 하고 호흡을 정리한다. 그 후 본당의 바닥을 걸레질하는데 허리를 구부리고 네발로 기어가는 이 동작은 갈비뼈를 낮춰 주므로 숨쉬기 편한 최고의 자세다. 게다가 몸을 움직이기 때문에 에너지도 소비된다.

식사도 기름진 음식과 알코올은 나오지 않는다. 건강한 음식으로 세끼를 먹고 밤에는 일찍 잠자리에 든다. 살이 빠질 수 있는 좋은 요소들이 가득하다.

살을 빼기 위해 호흡은 중요한 요소이지만 이것이 전부는 아니다. 호흡을 기본으로 생활의 전반적인 것들을 재검토해 보자.

ckeck

호흡에 사용되는 근육은 별로 많지 않으므로 호흡만으로 살이 빠지지는 않는다.

마음챙김 전에 제로의 호흡

최근에 '마음챙김(mindfulness)'이라는 말이 붐이다. 마음챙김이란 지금 이 순간을 있는 그대로 수용적인 태도로 자각하는 것을 말한다. 그런 마음 상태를 만들기 위해 행하는 명상을 가리키는 말로 사용되기도 한다.

구글, 페이스북, 나이키, 포드 등 최첨단 기업에서도 이 명상을 도입하였다.

나는 마음챙김 자체는 상당히 좋은 것이라고 생각한다. 마음챙김에 집중해서 경기력을 향상시키는 운동선수도 있는데, 그 선수에게는 뭔가 좋은 영향을 주었을 것이다. 다만 '보통의 호흡'을 할 수 있는 상태에서 마음챙김에 몰두했기에 더 바람직한 결과를 얻었을 것이다.

내가 보기에는 마음챙김을 필요로 하는 대부분의 사람은 원래 보통의 호흡에 어려움을 겪고 있다. 매일 바쁜 업무와 스트레스를 안고 있는 인간관계 속에서 심신이 피폐하여 어떻게든 본래의 자신을 되찾기 위해 마음챙김이 필요한 것이다.

즉 이런 상황에서는 교감 신경 우위가 되어 있으므로 숨을 내쉬기가 상당히 어렵다.

따라서 마음챙김을 하기 전에 일단 '보통의 호흡'을 할 수 있는 상태부터 만들어 두어야 한다. 거듭 말했듯이 보통의 호흡이란 적절하게 숨을 내쉼으로써 횡격막이 올라가 편안해진 상태가 되고 다시 숨을 들이마시면 횡격막이 내려가는 것이 인간 본래의 호흡이다.

호흡이 개선되면 자기관찰에 몰두했을 때와 같은 효과도 기대할 수 있다. '자기관찰'이란 쉽게 말하면 자신의 의식 상태를 내면적으로 관찰하는 심리학의 기법이다. (불교 용어이기도 하다.)

'내가 지금 신고 있는 양말과 피부 사이의 습기 상태를 발뒤꿈치로 느껴 본다.'

'내가 지금 있는 방의 온도는 어떤지, 습기가 있는지 건조한지를 피부로 느껴 본다.'

'내가 지금 어떤 근육을 사용하고 있는지를 느껴 본다. 어떤 근육이 편안한 상태인지 느껴 본다.'

이런 것들이 일종의 자기관찰로 이들의 공통점은 보통의 호흡이 가능해야 느낄 수 있다는 점이다.

정신력을 높이려면 먼저 호흡부터 정리하는 것이 좋다. 호흡은 정신과 육체 사이에 위치하는 것으로 인간 활동의 기본이라는 사실을 잊지 않았으면 한다.

마음챙김(정신)에 몰두했을 때 제대로 되지 않아도 괜찮다. 반대로 '몸'을 편안하게 해주면 정신적으로 좋은 영향을 받을 수 있다.

스포츠센터에 가서 미친 듯이 운동을 하고 달리기를 하면 이런 저런 고민이 날아가 머리가 깨끗해지기도 한다.

육체가 지금 여기에 있다고 느낄 수 있어야 정신적으로도 좋은 영향을 준다. 육체와 정신, 어느 쪽으로 마음챙김을 해도 중립성을 취하면 된다.

제4장

잘못된
근력 트레이닝이
호흡을 방해한다

비즈니스맨이 운동을 해야 하는 2가지 이유

①
호르몬의 영향으로
기분이 훨씬 좋아진다.

②
업무 모드를 완전히
OFF로 할 수 있다.

/ 경영자들은 왜 스포츠센터에
다니는 걸까? /

　내가 지도하는 퍼스널 트레이닝 스포츠센터에는 경영자나 관리자들이 많다. 바쁜 비즈니스맨들이 왜 시간을 내서 틈틈이 몸을 움직이려고 하는 걸까.

　첫 번째 이유는 **일과 균형을 맞추기 위해서다.** 특히 경영자나 임원은 평소 사무실에서 부하나 후배를 지도하는 입장에 있으므로 자칫 눈높이가 높아지기 쉽다. 하지만 그런 사람들도 체육관에 오면 보통 사람일 뿐이다. 트레이너 말에 따라 순종적인 모습으로 몸을 움직인다. 또 운동하기 위해 몰려드는 다른 사람들을 보면서 영향을 받는다.

　이 과정에서 '아직 나에게는 부족한 부분이 있다'고 느끼게 되므로 부하직원이나 후배를 대하는 태도가 다소 부드러워지기도 한다. 한편으로는 직장인들의 의욕적인 대화법을 배울 수도 있다.

　두 번째 이유는 **운동을 하면 무조건 기분이 좋아지기 때문**이다.

　예를 들면 20분간 스트레칭을 하고 30분간 러닝머신 위에서 달린 후, 크로스 트레이너를 15분간 하고 샤워를 한 후 귀가했다고 하자.

이때 몇 킬로칼로리를 소비했다든가, 몇 킬로미터를 달렸다는 말은 성취감이라는 부분에서는 중요하지만 사실 본질은 좀 다른 곳에 있다.

운동을 하면 성장 호르몬과 세로토닌, 도파민 같은 신경 전달 물질이 분비되므로 기분이 좋아지는 것은 틀림없다. 또 몸을 움직이면 장이 흔들려서 장내 세균도 활성화되므로 쾌변을 할 수 있고, 적당히 피곤해져서 밤에 깊은 잠을 잘 수 있으므로 컨디션도 좋아진다.

단 1시간의 운동으로 나머지 23시간을 쾌적하게 보낼 수 있기 때문에 운동에 빠지면 끊을 수가 없는 것도 당연하다. 특히 운동과 호흡 훈련을 연결시키면 비교적 쉽게 자율 신경에 접근할 수 있으므로 계속할 수밖에 없다.

이때 포인트는 **내 심신의 변화에 주목**하는 것이다.

운동에 의해 내 감각이나 몸이 어떻게 변화했는지 내 몸과 대화하면서 확인해야 한다. 체육관에 오는 우수한 경영자들은 목표 설정, 성취도는 물론 자기 몸의 변화에도 상당히 민감하다. 어쩌면 몸을 변화시키기만 하려면 굳이 체육관에 다니지 않아도 근처 공원이나 집 어디에서든 운동을 할 수 있을 것이다.

그런데 '스포츠센터에 가는 게 좋을 것 같다' '주위 사람들도 다니니까'라는 이유로 스포츠센터에 다니기 시작하면 결국 좌절하게 된

다. 옷을 갈아입는 것도 몸을 움직이는 것도 귀찮아질 것이기 때문이다. 어떤 여성의 경우에는 매번 화장을 다시 해야 하는 것이 귀찮아서 결국 멀어지게 되는 경우도 있었다. 스포츠센터에 다니면서 커뮤니티가 생기고 소속감이 생긴다면 좋은 일이지만 본인이 자신의 몸과 대화를 하지 않으면 지속할 수 없다.

"내 몸의 변화를 실감할 때까지 도저히 못 기다리겠어."

"도대체 무슨 재미가 있다는 건지 모르겠어."

이렇게 느끼는 사람이 있다면 우리 트레이너들의 책임일 수도 있다. 한편으로는 앞으로도 트레이너들이 연구해야 할 것은 엄청나게 많다는 사실을 알 수 있다.

그런 사람은 먼저 호흡 운동부터 시작하는 것이 좋다. 호흡 운동만 해도 된다면 지금부터라도 시작할 수 있는 사람이 많을 것이다. 몸의 변화를 실감하기에 딱 좋은 운동이다.

"평소에 운동을 전혀 하지 않는 사람이라도 일단 호흡부터 시작해 보면 어떨까요?"

이것이 바로 내가 이 책에서 가장 전하고 싶은 메시지다.

check
_____

비즈니스맨들이 일과 균형을 맞추기 위한 방법으로는 운동이 최선이다. 스포츠센터를 지속적으로 다닐 수 없다면 일단 호흡부터 시작해 보자.

운동 부족이야! 그런데 뭘 해야 하지?

‘최근에 운동 부족인 것 같다
→일단 근육 트레이닝을 하자’라는
생각은 반드시 옳지는 않다.

/ 중요한 것은 컨디셔닝 /

현재 스포츠센터 참가율은 약 3~4퍼센트다. 어떤 형태로든 체육관을 이용해서 정기적으로 운동을 하고 있는 사람이 100명 중 3~4명에 불과하다는 뜻이다.

가장 큰 이유는 '운동을 모른다'는 사실이다. 유감스럽게도 학교에서 운동을 가르쳐 주지 않는다.

"뭐, 학교에서 체육 수업을 받은 경험도 있고 동아리에서 스포츠도 했었지."

그렇게 생각하는 사람도 많을 것이다.

학교에서 앞으로 나란히 하는 법, 행진하는 법, 터치볼, 배구 규칙 정도는 배웠다. 마라톤 대회에 나가서 숨을 헐떡이며 달리는 경험을 한 사람도 있을 것이다.

하지만 '달리기와 트레이닝이 몸에 이런 영향을 준다' '이런 동작을 하고 싶을 때는 몸을 이렇게 움직인다'는 것을 학교에서 배운 경험은 없다.

"모두 함께 목표점에 골인하면 성취감을 얻을 수 있다."

학교에서는 그러한 정신적인 성장의 중요성을 배우는데, 그런 점을 부정할 생각은 없지만 몸을 움직이기 위해서는 더 중요한 의미가 필요하다.

앞에서 언급했던 호르몬을 다시 생각해 보자. 우선 단순히 '몸을 움직이면 각종 호르몬이 분비되어 기분이 좋아진다'고 언급했다. 그런데 그런 원리를 알지 못한 상태로 몸을 움직이기 때문에 마라톤을 하는 것이 단지 괴로운 것이다. 사회인이 되고 난 뒤 굳이 마라톤까지 해야 하나 하고 생각하는 것도 당연하다.

가장 중요한 것은 '컨디셔닝'을 한다는 사고다.

현재의 내 컨디션과 목표로 하는 컨디션이 있다고 할 경우, 그 갭을 채우는 행위가 컨디셔닝이다. 즉 휴식, 긴장 완화, 수면, 운동 일정 등을 관리하며 체력을 조절하는 활동을 말한다. 예를 들면 목욕탕에 가서 심신을 모두 편안하게 만드는 것도 컨디셔닝이며, 치료원에서 침을 맞는 것도 컨디셔닝이다.

또 체육관에 다니면서 몸을 움직이고, 자신이 하고 싶은 대로 활동하면서 결과적으로 통증을 해소하는 것도 바로 컨디셔닝이다. 지금은 프로 운동선수 사이에서 컨디셔닝을 한다는 사고가 퍼져 있어서 누군가가 해주는 타동적인 컨디셔닝은 물론, 자발적으로 하는 활동적인 컨디셔닝 인구가 증가하고 있다.

체육관에서 운동하는 일반인 중에는 '근육을 크게 만든다' '무거운 것을 들어올린다'라는 목표를 가지고 몸을 움직이는 경우가 많다. 물론 '근육을 크게 만든다' '무거운 물건을 들어올린다'

는 행위에는 경기력을 향상시키는 효과가 있다. 이런 컨디셔닝
은 멋지고 아주 중요한 것이다.

**다만 "그 사람에게 그게 필요해?"라고 생각하는 경우가 자주 있
다.**

하지만 스쿼트 자세로 100킬로그램을 들어 올릴 경우 경기력
을 향상시킨다기보다 들어 올리는 행위 그 자체가 목적이 되는
것이다.

최근에는 컨디셔닝을 제대로 알고 있는 트레이너가 급증하고
있다. 만약 컨디셔닝을 어떻게 하면 좋을지 모른다고 생각한다
면 꼭 한번 개인 트레이너와 함께 훈련해 보기 바란다.

**일반인들이 진정한 의미로 컨디셔닝을 이해하게 된다면 나라 전
체가 크게 바뀔 것이다.** 무릎이 아플 때 적절하게 몸을 움직여서
통증을 해소할 수도 있고, 무릎이 더 이상 아프지 않도록 통증의
원인이 된 동작을 개선할 수도 있다. 이런 식으로 대처하면 국가
의 재정을 압박하는 약, 찜질, 그 외 의료품과 수술비를 포함한
의료비도 대폭 삭감할 수 있을 것이다.

check
_____

근육 트레이닝을 하기 전에 컨디셔닝을 한다. 운동의 장점을 알고 내 몸과
마주한다.

운동 초보자에게는 호흡법이 최고

호흡 운동을 함으로써
'운동을 하면 기분이 좋아진다'고
느끼게 되는 것이 가장 이상적이다.

/ 근본적으로는 모든 운동이 OK /

몸을 움직이는 것이 서툰데 운동을 하는 게 좋을까?

결론부터 말하자면 운동을 하는 것이 절대적으로 좋다. 운동 종류는 어떤 것이든 상관없다.

"조깅 같은 유산소 운동이나 수영이 좋을까요?"

이런 질문을 자주 받는데 아무것이나 상관없다. 의사가 말리는 경우를 제외하고 종류를 불문하고 몸을 움직이려고 한다면 좋은 운동은 얼마든지 있다.

다만 '전혀 즐겁지 않지만 몸을 위해 운동한다'라는 생각으로 하는 운동은 바람직하지 않다.

'매일 1만 보를 걸으면 몸에 좋다'라고 책에 쓰여 있으니까 비 오는 날에도 기분이 우울한 날에도 어쨌든 걸어야 한다고 생각한다.

운동동아리에서 연습을 게을리하면 이런저런 잔소리를 들어야 하니까 어쩔 수 없이 참가한다. 숨을 계속해서 너무 많이 들이마신 사람이 무리해서 조깅한다. 게다가 담배를 너무 많이 피워서 힘들다.

이런 생각으로 하는 운동은 단순한 고역일 뿐이다. 즐겁지 않으면 지속하지 않을 게 뻔하다. **오래가지 않을 뿐만 아니라 진정한 의미에서는 몸에 좋을 리도 없다.**

'즐겁고 기분이 좋다'고 느낄 수 있는 운동이라면 무엇이든 상관없다. 일단 '즐겁다, 기분좋다'고 생각한다면 그것만으로도 효과가 있다. 세로토닌, 도파민 같은 '행복 호르몬'도 분비될 것이며, 176페이지에서 언급했듯이 성장호르몬 분비도 기대할 수 있다.

이 책에서 소개하는 호흡 운동을 함으로써 '운동을 하고 난 뒤 숨쉬기 편해졌다' '몸을 움직이기 쉬워졌다' '좀더 기분 좋게 운동할 수 있다'라고 느끼게 된다면 멋진 일이다. 운동을 하기 전후에 앞으로 굽히기, 뒤로 굽히기, 만세 등의 동작을 해서 비교해보면 알 수 있다. 반드시 차이를 알 수 있을 것이다.

나는 내 몸을 차에 비유해서 말하기도 한다.

"평소에는 이런 감각으로 내 몸이라는 차를 타고 다니는데, 호흡 운동을 함으로써 내 몸의 조작성이 이만큼이나 높아졌다."

이런 식의 진화를 느끼는 것도 중요하다. 구체적으로 말하면 '전에는 역까지 걸어서 20분 이상 걸렸는데, 이제 15분 만에 도착할 수 있다'는 뜻이다.

이와 달리 '이 운동은 나에게 맞지 않았다'라는 것을 깨닫는 것도 중요하다. 누군가에게 추천받은 운동이나 텔레비전에 나온 운동의 효과를 잘 모르겠다면 그건 그대로 두자. 그리고 내가 항상 했던 운동을 그대로 계속해도 되고, 새로운 운동 방식의 문제점을 찾아서 해결한 뒤 운동할 수 있다면 가치 있는 깨달음이다.

조금 두려운 것은 **몸이라는 차량의 변화에 무관심한 것이다.**

"이 운동을 해도 감이 안 잡혀"라고 생각될 경우 또 다른 운동을 시도하는 등 변화를 느낄 수 있는 길을 찾아보자.

check
___

좋은 기분을 느낄 수 있는 운동을 지속하면 좋은 호르몬 분비가 촉진된다.

'탄탄한 복근' 따위는 필요 없다!

멋지게 갈라진 복근은
외관만 그럴듯할 뿐,
오히려 호흡을 방해할 위험 요소가 된다.

/ 모든 남자들은 왜
복근을 가지고 싶어 할까? /

일반적으로 '운동' '몸을 움직인다'라고 하면 바로 떠올리는 것이 복근과 등근육 트레이닝이다. 실제로 스포츠센터에 가면 복근 운동을 부지런히 반복하는 사람들을 볼 수 있다.

그런데 **일반인이 말하는 '복근' 트레이닝은 정확히 말하면 '복직근(腹直筋)' 트레이닝이다.** 복직근이란 복부 앞쪽에 직선으로 뻗어 있는 세로 근육을 말한다.

왜 다들 복직근을 단련하고 싶어 하는 걸까. "외관상 멋있으니까"라는 대답도 있을 것이고, 누군가에게 "요통에는 복근과 등근육을 단련하는 것이 좋다"라는 말을 들었기 때문일지도 모른다. 최근에는 '체간'이나 '코어'라는 단어가 많이 거론되고 있는데, '체간=복직근'으로 간주하는 경우도 있다.

복근이 갈라진 상태, 즉 식스팩은 현대인에게 근육미의 상징으로 통한다. 모두 다 그렇다는 것은 아니지만 갈라진 복근을 누군가에게 보여주고 싶어서 혹은 스스로 자기 긍정감을 높이기 위해 부지런히 복근 운동을 계속하는 사람도 있을 것이다.

하지만 내 생각에는 **복직근만 굳이 단련할 필요는 없다.** 복직근

자체도 물론 의미는 있지만 울퉁불퉁한 초콜릿 복근을 만들어서 무슨 의미가 있다는 걸까?

체지방률이 내려가면 반드시 복직근이 드러나므로 '복근이 갈라진' 듯한 상태가 된다. 몸만들기 하는 경우를 제외하면 일반인이 복직근 트레이닝부터 할 필요는 없다.

내가 복근 운동에 부정적인 이유는 크게 두 가지다.

첫 번째 이유는 **복직근은 체간을 구성하는 배 주변의 근육 중 극히 일부에 불과하다**는 점이다. 체간이란 상자 같은 것이다. 이 상자에 리본이 달려 있는 상황을 상상해 보자. 말하자면 복직근은 상자 앞면에 리본이 달린 부분인 셈이다. 그곳만 탄탄하게 만든다고 해서 상자 전체의 강도가 높아지지 않는다.

복직근 트레이닝을 '체간 트레이닝'이라고 생각하는 사람도 있고, 체간 트레이닝을 할 때 복직근만 사용하는 사람도 있다. 이들 모두 체간의 중요성을 이해하고 있는 만큼 상당히 안타까운 일이다.

우선적으로 단련해야 할 것은 복횡근과 내복사근을 비롯한 배 주위에 붙어 있는 근육이다. 이 근육들은 마치 배를 감고 있는 허리띠처럼 붙어 있다. 허리띠가 제대로 감겨져 있으면 배 주위가 안정이 된다는 것은 상상만으로도 충분히 이해할 수 있을 것이다.

이 근육들이 갈비뼈를 내려가게 하므로 체간의 '뚜껑'에 해당하는 횡격막이 쉽게 돔 형태가 된다. 호흡이나 자세와 관련하여 복횡근과 내복사근은 상당히 중요한 근육이다.

두 번째 이유는 **복직근이 호흡을 방해하기 때문이다.**

내 세미나에 참석하는 트레이너 중에는 '숨을 제대로 쉴 수가 없다'라는 경우가 있는데, 그런 사람에는 복직근이 구축되어 있다. 흔히 볼 수 있는 것은 배가 움푹 패 버린 모습으로, 배에 힘줄이 불거지거나, 배에 힘을 조금 주면 배꼽이 들어가 버리는 등 복직근이 우위에서 체간을 지배하는 경우다. 이 복직근 때문에 공기가 빠져나갈 수 없게 된다.

노후된 빌딩에서 창틀의 한쪽을 밀어서 부분적으로 개방한 타입의 작은 창문을 본 적이 있을 것이다. 열린 상태로 고정할 때 버팀목 역할을 해주는 금속으로 창문을 받친다.

열린 작은 창문을 갈비뼈라고 하면 버팀목은 복직근에 해당한다. **즉, 복직근이 받쳐주기 때문에 갈비뼈가 닫히지 않게 된다. 그런데 갈비뼈가 닫히지 않고 열려 있으면 숨을 내쉴 수 없다.**

그 트레이너의 갈비뼈를 눌러봤지만 공기가 빠지지 않았다. 프로 트레이너보다 오히려 기운이 없는 일반 노인이 숨을 잘 내쉴 때도 있다. 이처럼 복직근이 탄탄한 사람이 호흡 운동을 하려고 하면 자신의 복직근과 싸워야 한다. 몸에 부담이 되고 숨을 내쉴 수 없기 때문에 편안해질 수가 없다. 내가 이런 말을 하면 트레이너들은 한결같이 놀라거나 충격을 받는 것 같다.

몸을 단련해서 ON으로 만드는 일은 잘 하지만 OFF로 만드는 것이 어려운 일이다.

"그런데 일류 운동선수의 배를 보면 복직근이 탄탄하게 만들어져 있잖아요. 복직근도 중요한 것 같은데요?"

이런 질문도 자주 듣는다.

축구 경기를 보면 선수가 골을 넣은 뒤 달려가면서 유니폼 상의를 벗는 장면을 볼 수 있다. 이때 선수의 복직근이 멋지게 갈라져 있는 모습을 볼 수 있다. 그 갈라진 복직근에만 주로 눈이 가겠지만, 자세히 보면 배 옆에 붙어 있는 근육도 보기 좋게 단련되어 있고 갈비뼈가 확실하게 내려가 있다는 것을 알 수 있다.

사람은 복횡근과 내복사근을 컨트롤함으로써 몸을 비틀거나 돌리는 등 움직일 수 있다. 특히 축구 선수는 몸을 안정시키면서 격렬하게 움직여야 하기 때문에 일류 선수일수록 체간의 근육 전체를 사용하게 된다.

복직근이 나쁜 근육이라는 뜻은 아니다. 다만 단련하기 쉽고 사용하기 쉬운 반면, 흉곽과 골반을 연결하고 있지만 복직근만으로는 몸을 돌리거나 움직이기는 어렵다. 중립성을 잃고 복직근 만들기에만 열중하면, 마음먹고 시작한 체간 트레이닝이 오히려 몸을 움직이지 못하게 할 수도 있다.

　다시 강조하면, **복직근만 지나치게 단련하면 호흡을 하기 어려워진다.** 복직근을 단련하는 것보다 숨을 내쉬는 힘을 기르는 것이 훨씬 중요하다. 숨을 쉽게 내쉬기 위해서는 갈비뼈를 내선(內旋)시키고 몸에서 공기를 빼낼 때는 복횡근과 내복사근을 사용해야 한다.

check
───────────────────────────────

복직근만 중점적으로 트레이닝하면 정상적인 호흡이 방해받을 수 있다.

꼭 필요한 운동이란?

복근 운동 100회보다 기어가기 100회가 대부분의 사람들에게 더 낫다.

/ 늘어나고 있는 복근녀 /

갈라진 복근을 추구하는 것은 남성뿐만이 아니다. 최근에는 여성 중에도 '보여주기 위한 복근'을 만들려고 하는 사람이 늘고 있다.

여성의 경우 남성보다 피하 지방이 많기 때문에 복근을 6개로 갈라지게 하는 것은 매우 어려운 일이다. 또 6개로 갈라진 복근은 '너무 지나친 느낌'이 들기 때문에 2개로 나누는 정도가 딱 좋다고 생각하는 것 같다. 그래서 아름답게 둘로 갈라진 상태를 목표로 복근 만들기를 하는 사람이 늘고 있다. 둘로 갈라진 자신의 복근을 직접 스마트폰으로 촬영한 뒤 '근육녀' '복근녀' 등의 해시태그를 달아서 인스타그램에 올리는 사람도 있다.

매일 복직근을 만들기 위해 애쓰는 사람에게는 찬물을 끼얹는 것 같지만, 복직근이 2개로 갈라짐으로써 '몸의 어딘가에 부담이 되거나 통증이 나타나지 않았으면 좋겠다'는 생각을 하게 된다.

'복직근을 단련해도 일상적인 호흡을 제대로 할 수 없으면 모든 것을 잃을 텐데.'

이것이 내 솔직한 생각이다.

복직근은 자세를 유지하거나 일어날 때 필요한 근육이다. 다만 앞에서 언급했듯이 복직근을 너무 단련하면 이 복직근이 흉곽과 골반을 컨트롤하게 되어 몸을 움직이기 어렵게 만든다.

복근이 갈라져서 장점이 될 수 있는 것은 '보기에 멋지다'는 정도에 불과하다. 그런데 복직근이 흉곽과 골반, 체간을 컨트롤하게 되면 많은 문제점이 발생한다.

복직근이 탄탄해지면 갈비뼈가 내려가지 못하므로 숨을 들이마신 상태가 되어 횡격막이 평평하게 된다. 횡격막은 이미 내려가 버렸기 때문에, 그런 상태에서 숨을 들이마시기는 힘들다. 더 이상 횡격막을 움직여서 숨을 들이마실 수 없게 된다.

그래서 몸은 대체물로 다른 것을 사용해서 숨을 들이마시려고 한다. 이때 사용되는 것이 목과 어깨의 근육이다. 어깨를 상하로 움직이면서 호흡을 하루에 2만 번 이상 반복하면 어깨가 결리는 것도 당연하다.

최대한 양보해서 복근이 2개나 6개로 갈라져 있어도 되지만, 배가 움푹 들어가고 갈비뼈가 튀어나와 호흡을 제어할 수 없는 상태가 되지는 않아야 한다.

인스타그램 등에서 복근이 탄탄한 사람의 갈비뼈가 살짝 떠 있는 모습을 보면 조금 걱정이 된다.

배가 움푹 들어가고 횡격막이 내려간 상태로 있다는 것은 골반 격막(골반의 바닥을 이루는 근육과 격막)도 내려가 있다는 뜻이다. 골반 바닥을 받쳐주는 해먹 모양의 근육(골반저근)이 없이 축 늘어진 상태가 될 수도 있다.

앞에서 언급했듯이, 숨을 들이마심으로써 돔 형태의 횡격막 지붕은 내려가고, 복강 내압(IAP)이 높아진다. 골반 격막이 올라가 있던 상태에서 숨을 들이마시면 위치가 내려가서 압력을 받아들이는 역할을 한다.

하지만 **골반 격막이 항상 내려가 있는 상태(숨을 들이마신 채로 있는 상태)에서 숨을 더 들이마셔서 더 내려가면 더 이상 압력을 받아들이지도 못한다.** 숨을 들이마신 상태가 계속되면 복강 내압이 저하되고, 횡격막과 골반 격막의 기능도 저하된다.

여성의 경우 골반 격막의 기능이 저하되면 임신과 출산, 출산 후의 생활에도 악영향을 미친다. 골반저근은 뱃속에서 자라는 아기를 받아들여 출산 시에도 상당히 중요한 역할을 하는 근육이므로 이 근육이 제대로 움직이지 못하면 출산을 원활하게 하는 데 방해가 되기 때문이다.

또 출산을 경험하면 골반 격막이 이완되는데, 골반의 위치가 원래대로 돌아오지 않으면 이완된 상태도 회복되지 않아 요실금이나 자궁하수(子宮下垂)의 원인이 될 가능성도 있다.

즉, 복근을 과도하게 단련하면 많은 문제점이 발생한다. 그러면 도대체 어떤 운동을 해야 될까?

복근 운동을 100번 하는 것보다 기어서 숨을 내쉬면서 100걸음 전진하는 운동을 하는 것이 좋다.

혹은 걸으면서 입으로 풍선을 불면서 숨을 내쉬거나, 빨대를 물고 걸어가면서 숨을 내쉬는 방법도 괜찮다. 풍선과 빨대로 숨을 내쉬는 정도는 집이나 사무실에서도 할 수 있을 것이다.

이런 방법은 몸을 움직이게 하는 목적뿐만 아니라 스트레스를 줄여준다는 의미에서도 상당히 효과적이다.

"어, 저 사람 빨대를 물고 걷고 있는데? 직장에서 뭔가 기분 나쁜 일이 있었나?"

"아, 저 사람은 중요한 프레젠테이션을 앞두고 있구나."

"그런가? 좋은 결과가 나오면 좋겠네."

이런 대화가 전국의 사무실에서 자연스럽게 주고받는 날이 왔으면 좋겠다.

나는 가끔 이런 몽상을 한다.

탕비실에는 풍선이 든 바구니가 놓여 있다. 짜증이 나거나 상사에게 혼나서 스트레스가 쌓이거나 하면 탕비실에 가서 풍선을 불어서 해소시킨다. 그래서 차츰 스트레스 체크(일본에서는 50명 이상의 사원이 있는 회사는 의무적으로 실시해야 함)에 걸리는 사람이 조금씩 줄어든다.

check

일 때문에 짜증이 나면 탕비실에서 풍선을 불어 보자!

일류 선수의 근육은 탄탄하지 않다

메이저리그를 비롯해서
일류 선수들의 배는 부드럽다.

/ 선수는 근육 풀어주기를 잘 한다 /

일류 선수라고 하면 울퉁불퉁한 육체미를 가진 이미지를 떠올리기 쉽다. 하지만 실제로 내가 많은 **선수를 접해 온 경험에서 느낀 것은 일류 선수들이 '배가 약간 볼록하고 아주 부드럽다'는 특징을 가지고 있다.**

복직근이 갈라져 식스팩이 생긴 사람도 많지만, 호흡 운동을 하면 탄탄했던 배가 거짓말처럼 부드럽게 팽창한다. 호흡을 할 때마다 풍선을 불어서 배를 팽창시키거나 수축시키면 자유자재로 변하며, 갈비뼈를 내려가게 하는 힘도 뛰어나기 때문에 숨을 잘 내쉴 수 있다. 그리고 숨을 들이마실 때는 당연히 배가 전체적으로 팽창한다.

일류 보디빌더가 갑옷 같은 근육으로 온몸을 감싸고 있는 것처럼 보이지만, 사실은 단지 근육을 탄탄하게 단련시키기만 한 것은 아니다. 근육 섬유 하나하나에 어디에 힘을 넣으면 어떻게 변화하는지 의식하면서 단련시킨다. 그러므로 **근육을 빼는 데도 매우 능숙하다.** 그들 중에는 의외로 부드러운 근육의 소유자도 많아서 편안한 상태에서 근육을 손가락으로 콕콕 누르면 부드러운 탄력을 느낄 수 있다.

참고로 일류 선수일수록 근육을 빼는 데 능숙하다. 수기요법으로 치료할 때 보통 사람은 자신이 릴랙스 상태로 있다고 생각하지만 사실은 몸에 힘이 들어가 있어서 몸이 딱딱하다. 반면에 일류 선수들은 "힘을 빼세요"라고 하면 몸을 완전히 릴랙스시킬 줄 안다.

배가 나오고 부드러운 일류 선수라고 하면 일본에서는 스모 선수가 떠오른다. 스모 선수의 배는 누구나 알고 있듯이 상당히 불룩하게 나와 있다.

"단지 살이 쪘을 뿐인데. 피하 지방이 많이 붙어 있는 거잖아"라고 생각하는 사람도 있겠지만 그건 오해다.

스모 선수는 단지 살이 찐 것이 아니라 근육량도 상당히 많다는 게 특징이다. 어느 유명한 스모 선수의 체지방률은 30퍼센트를 밑돈다는 보고도 있다. 아기의 발달 운동학에서 DNS 이론을 제창한 파벨 콜러 교수는 **일본 스모 선수만큼 멋진 복강 내압을 가지고 있는 선수는 없다고 평가**했다.

실력 있는 스모 선수는 강한 체간을 갖추고 있어 상대 선수에게 쉽게 내던져지지 않는다. 불룩 솟아 있는 배의 복강 내압이 안정된 체간을 만들기 때문이다.

탄탄한 복근보다 배 전체를 팽창시킬 수 있는 능력이 모든 면에서 중요하다. 복근 운동에만 혈안이 되어 있는 사람은 이상적인 몸만들기에 대해 다시 생각해 보는 것이 어떨까.

check

일류 선수는 근육을 빼서 부드럽게 만드는 능력도 뛰어나다.

'과다 흡연자'에게는 산소캡슐이 좋을까?

　산소캡슐이란 대기압(1기압)보다 높은 기압 환경에서 고농도의 산소를 공급하기 위해 제작된 기계 장치를 말한다. 산소캡슐에 들어가면 고농도의 산소를 흡수하게 됨으로써 피로가 회복되고 혈액 순환이 좋아지는 효과가 있다고 한다. 스포츠 선수들이 시합 후　빠른 회복을 위해 산소캡슐을 이용하면서 일반인에게도 널리 알려지게 되었다.

　산소캡슐을 이용하면 컨디션이 좋아진다는 사람들에게 굳이 "그만두는 게 낫다"고 할 생각은 없다. 다만 일반인들이 산소 캡슐을 이용하는 것이 바람직한가에 대해 생각해 보면 조금 의문이 든다.

　왜냐하면 체내 헤모글로빈과 결합된 산소량의 비율[산소포화도(oxygen saturation)]은 96~99퍼센트가 기준치이며, 그 이상 늘릴 수 없다. 따라서 단순하게 '더 많은 산소를 체내로 흡수한다'는 말은 맞지 않다.

　캡슐 속 산소의 비율을 높여서 호흡을 하는 것보다 혈액에 들어 있는 적혈구의 양을 늘리든지, 필요한 산소량을 줄이든지, 둘 중 한 가지 방법을 선택하는 것이 효과적이다.

　적혈구의 양을 늘리기 위해서는 철분을 비롯한 미네랄과 그

외 영양소를 섭취하면 된다. 필요한 산소량을 줄이기 위해서는
몸을 효율적으로 움직일 수 있어야 하므로 운동이 효과적이다.

또 72페이지에서 언급했듯이 무조건 '산소를 많이 마시는 것
이 좋은' 것이 아니라 산소와 이산화탄소의 균형을 유지하는 것
이 중요하다. 결국 단순히 호흡 운동, 특히 의식적으로 숨을 많
이 '내쉬는' 것이 몸의 피로를 해소하고 몸을 편안하게 만드는 데
도 효과적이다.

산소 캡슐을 이용할 경우, 먼저 그런 이론부터 이해하는 것이
중요하다.

제5장

컨디셔닝을 위한
호흡 운동

호흡 운동의 최대 장점

몸에 통증을 안고 사는 사람도
나이 많은 노인도
할 수 있다.

/ 누구나 할 수 있는 운동요법이 호흡 /

호흡 운동은 몸에 통증을 안고 사는 사람이든 나이 많은 노인이든 누구나 할 수 있다는 것이 장점이다.

지금까지 계속 강조했던 숨을 지나치게 들이마시는 경향은 나이가 들수록 두드러지게 나타난다.

고령자를 보면 입이 열린 채 턱이 처져 있고, 입술이 입안으로 말려들어간 상태를 많이 볼 수 있다.

이것은 뺨과 입술의 근력이 떨어지고 음식을 씹는 저작 운동이 어려워졌기 때문이기도 하다. 이렇게 되면 목은 점점 앞으로 나오고 몸은 움직일 수 없게 되며 들이마신 숨을 다 내쉬지 않은 상태로 몸은 점점 작아진다.

물론, 횡격막을 비롯해서 호흡하는 데 필요한 근육도 나이가 들면서 쇠약해지므로 횡격막의 돔 지붕이 잘 움직이지 않는다.

고령자의 경우 '사코페니아(sarcopenia; 근감소증)'나 '프레일티(frailty; 노쇠)' 등의 증상이 나타나는 것도 문제가 된다. 사코페니아는 고령화되면서 근육의 양이 감소하고 몸의 기능이 쇠약해져가는 노화 현상이다.

그리고 프레일티는 '허약' 또는 '취약'을 의미하는 '프레일티 (frailty)'에서 유래한 말로, 쉽게 말하면 심신이 약해져서 다양한 질병에 노출되기 쉬워 요양이 필요한 상태를 말한다.

이러한 근육의 쇠퇴를 막기 위해서는 무엇보다 운동이 효과적이다.

갑자기 심한 운동을 할 수 없는 경우에는 워킹을 하면서 몸을 움직이는 것이 필수적이지만 실제로 행동으로 옮기는 사람이 적다는 것이 사실이다.

의료기관에서 재활치료를 받거나 진료소에서 시술을 받을 경우, 운동요법을 시키지 않고 집으로 돌려보내는 경우가 많다. 물리요법, 수기요법을 실시하고 "시간이 있을 때 몸을 움직여 보세요"라는 말을 해줄 뿐이다.

개인적으로는 너무 안타까운 일이다.

의료보험시스템상 연간 치료 기간이 정해져 있다. 그런 상황에서 도대체 어떤 운동을 할 수 있을까, 라고 생각해 보면 한계가 있다는 것도 이해할 수는 있다.

다만 현실적인 문제로 **"평소에 몸을 많이 움직이세요"라고 말해도 실제로 움직이는 사람은 좀처럼 없다.** (이는 고령의 노인만 그런 것이 아니다.) 내가 알기로는 스포츠센터 참가율과 비슷하게 겨우 3퍼센트 정도다.

그러므로 **나는 "몸을 움직이세요"라는 말보다 먼저 스스로 '움직일 수 있다'는 지각, 감각, 자각을 갖도록 지도하는 것이 중요하다고 생각한다.**

내가 클리닉에서 의료 관계자를 대상으로 연수를 할 때는 실제로 호흡 운동을 실시한다.

그러면 수강생들은 "우와, 관절가동역이 달라졌어!"라며 자신의 변화를 실감한다.

그래서 이런 말을 해준다.

"이제 여러분은 환자를 치료할 때 운동요법을 하지 않고 돌려보내는 일은 없겠군요."

몸의 통증을 호소하는 사람도 바닥에 누운 상태에서 호흡 운동은 할 수 있다.

어쨌든 살아 있는 한 호흡을 매일 2만 번 이상 하고 있으며 호흡은 누구나 할 수 있는 운동요법이기 때문이다.

나는 고령자를 직접 지도할 기회도 있다.

숨을 내쉬면서 풍선을 불거나 네발로 기어가도록 주문하는 것은 기본적인 운동이다.

끝난 뒤에 "관절가동역이 달라졌다는 걸 실감하시나요?"라고 물었더니 90퍼센트가 손을 들었다.

'이제 만세를 제대로 할 수 있게 되었다.'

'몸을 뒤로 젖힐 수 있게 되었다.'

'몸의 뒤쪽에서 오른손과 왼손을 잡을 수 있게 되었다.'

이 가운데 가장 많은 것은 '걸음걸이가 조금 바뀌었다' '자세가 꼿꼿해진 것 같다'라는 대답이다.

이런 대답을 하는 사람이 걷는 모습을 보면 변했다는 것을 확실하게 느낀다. 가르쳐 준 나조차도 놀랄 정도다. 적어도 호흡 운동을 하면 일단 몸을 움직일 수 있게 된다. 고령자들에게서 이런 효과가 나타나는 걸 보면 젊은 세대에게는 더 큰 효과를 기대해도 될 것이다.

몸을 움직이게 되면, 혹은 자신의 몸을 움직일 수 있다는 걸 알면 운동을 할 의욕도 생긴다. 그러므로 우선 호흡 운동부터 시작해 보는 것을 가장 추천한다.

내가 세미나를 할 때는 참가자들에게 미리 '앞으로 굽히기' '만세하기' '뒤로 굽히기' '몸 뒤로 손 맞잡기' 등의 동작을 하게 한다. 그리고 호흡 운동을 할 때는 같은 동작을 연속적으로 반복하면서 변화를 느끼게 한다.

호흡을 제대로 하면 횡격막은 확실하게 돔 형태를 만들게 되고, 들떠 있던 갈비뼈는 내려가 원래의 위치에 자리를 잡는다. 이런 상태가 된 후 앞으로 굽히기를 하면 이전에는 바닥에 손이 닿지 않았던 사람도 어렵지 않게 손을 닿을 수 있게 된다.

앞으로 굽히기와 만세 등의 동작 자체에 큰 의미가 있는 것은 아니다.

단지 모든 사람이 알고 있고 쉽게 변화를 알아챌 수 있는 동작을 선택했을 뿐이다.

그런데 앞으로 굽히기는 잘 할수록 좋은 것은 아니다. 앞으로 굽히기 동작을 할 때 아주 쉽게 손바닥 전체를 바닥에 딱 닿는 사람도 있다.

하지만 허벅지 뒤에 붙어 있는 햄스트링(hamstring)이 늘어나면 골반을 통제하기 어려워지므로 손끝이 바닥에 살짝 닿을 만큼만 굽히는 것이 적당하다.

처음에는 바닥에 손이 닿지 않던 사람이라도 호흡 운동을 한 후에는 쉽게 할 수 있다. 변화를 느끼면 기뻐하는 것이 당연하다.

"대단하신데요. 어떻게 해서 할 수 있게 된 거예요?"

"그냥 숨을 열심히 내쉬었을 뿐이에요."

"그렇군요. 그러면 집에서도 얼마든지 할 수 있겠네요."

나와 트레이너들이 지도하고 있는 경우에만 이런 변화가 가능하다면 의미가 없다. 호흡 운동의 장점은 누구든 언제든 할 수 있다는 점이다.

그러면 어떻게 해서 바닥에 손이 닿을 정도로 동작이 유연해진 걸까?

이유 중 하나는 **부교감 신경이 우위가 되어 근육의 톤이 감소했기 때문이다.**

긴장이 완화되었다는 뜻이다.

또 다른 이유는 **물리적으로 양손의 위치가 다리 쪽에 접근했기 때문이다.**

갈비뼈의 위치만 바뀐 것이 아니라, 갈비뼈와 연동해서 견갑골, 골반, 대퇴골의 위치도 바뀐 것이다.

당연히 수영 크롤이나 스쿼트도 할 수 있으며, 걸음걸이도 편안해지는 효과를 기대할 수 있다.

체육관에서 같은 운동을 할 경우에도 호흡을 잘하는 사람에게 더 높은 운동 효과가 나타난다. 또 단지 경기력이 향상될 뿐만 아니라 부상을 예방할 수도 있다. 즉, 호흡 운동을 함으로써 아주 좋은 일이 엄청나게 일어난다.

호흡을 정상화한 후에는 조금씩 운동에 도전해 보자.

어떤 운동을 얼마나 할 것인가는 문제가 되지 않는다.

운동을 1시간 하면 나머지 23시간 동안 반드시 변화가 생긴다.
기분 좋게 움직일 수 있고 잠을 잘 수도 있다.

식욕도 좋아지고 정신적으로도 기분이 좋아진다.

check

호흡 운동을 하면 몸을 제대로 움직일 수 있게 되고 정신 상태도 향상된다
는 것을 실감한다.

호흡 운동의 목적

운동을 함으로써 '호흡을 방해하는 근육'을 억제한다.

/ 호흡하기 좋은 몸 상태 만들기 /

이 장에서는 수많은 호흡 운동 중 비교적 쉽게 할 수 있는 방법을 엄선해서 소개한다. 모두 일상적으로 계속할 수 있는 운동이다. 꼭 반복해 보길 바란다.

호흡 운동의 큰 목적 중 하나는 호흡을 방해하는 근육을 통제하는 것이다.

'겉근육(outer muscles)' '속근육(inner muscles)'이라는 말이 있다.

나는 평소에 사용하지 않는 단어인데, 일단 알기 쉬운 내용으로 설명하기 위해 편의상 이 구분을 사용해서 설명한다.

대흉근이나 활배근[闊背筋; 또는 광배근(廣背筋)] 등 몸의 표면 가까이에 있고, 눈으로 확인할 수 있는 근육을 일반적으로 '겉근육'이라고 한다.

벤치프레스와 덤벨 등을 이용한 대부분의 웨이트 트레이닝은 겉근육을 단련하는 것이 목적이다.

한편 '속근육'은 심층부에 있는 근육의 총칭으로 호흡과 관련된 근육도 속근육에 포함된다.

활배근이나 대흉근, 목 주위의 근육 등 겉근육이 호흡을 방해하는 경우가 자주 있다. 호흡근을 사용해서 호흡을 하는 것도 중요하지만, 호흡을 방해하는 겉근육을 억제하면 더 편안하게 호흡을 할 수 있다.

이 책에서 소개하는 호흡 운동은 주로 숨을 내쉼으로써 횡격막의 천장을 둥근 돔 모양으로 만든다.

숨을 내쉬면 부교감 신경이 우위가 되고 겉근육이 억제된다. 호흡 운동을 하면 손을 들거나 땅에 닿는 동작을 하기 쉬워지는 경우가 많은데 모두 겉근육이 억제되었기 때문이다.

쉽게 움직일 수 있으면 몸의 결림 증상도 당연히 해소된다.

아래에 목적별로 특히 효과적인 운동을 제시했다. 직접 해보는 것이 중요하므로 책을 다 읽은 후에 반드시 시도해 보았으면 한다.

- 긴장을 푼다.
- 염증을 가라앉힌다.
- 체간을 안정시킨다.
- 나쁜 자세를 개선한다.
- 어깨결림을 해소한다.

설명은 이 정도로 끝내고 지금 바로 호흡 운동에 도전해 보자!

check
───

불필요한 근육을 이완시키면 호흡과 동작이 부드럽게 변한다는 것을 느낄
수 있다.

횡격막의 위치를 정리해 주는

Modified All Four Belly Lift

PRI®

장점

자율 신경에 작용해서
근육을 풀어준다.

복부 근육을 의식하면서 흉곽 뒷부분의 공간에 공기를 집어넣듯이 호흡한
다. 근육이 편안해지고 갈비뼈와 횡격막의 위치가 정리된다.

포인트

숨을 들이마실 때는 등을 확실하게 구부릴 것. 내쉴 때는 바닥
을 가볍게 손으로 누르면서 등이 펴지는지 의식한다.

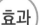 **효과**

■ 긴장 해소
■ 짜증을 가라앉힘
■ 체간의 안정
■ 자세 개선
■ 어깨걸림 해소

STEP
1

들이마신다

네발로 기어가는 자세를 취한다. 조금 앞쪽으로 가서 손은 어깨 바로 아래, 무릎은 고관절 바로 아래에 둔다. 코로 숨을 들이마시면서 등을 구부린다.

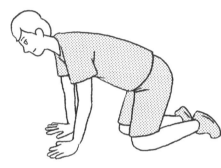

STEP
2

내쉰다

등을 구부린 상태에서 옆구리에 부하가 걸려 있는 것을 느끼면서 천천히 숨을 내쉰다. 그대로 자세를 유지하면서 호흡을 반복한다.

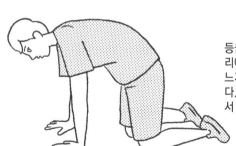

횟수   4~5회 호흡으로 2~3세트 실시

흉곽의 움직임을 회복해 주는

Standing Right Stretch

PRI®

장점

활배근(광배근)을 억제해서 숨을 내쉬기 쉬워진다.

활배근이 편안해지면 흉곽이 움직이기 시작하면서 동작이 부드러워진다. 어깨 라인이 내려가면서 '솟은 어깨'가 해소되고 옷차림이 세련되어 보이고 작은 얼굴 효과가 나타나기도 한다.

포인트

배를 의식하면서 호흡할 것. 뒤로 당긴 쪽 다리의 무릎은 구부려도 된다.

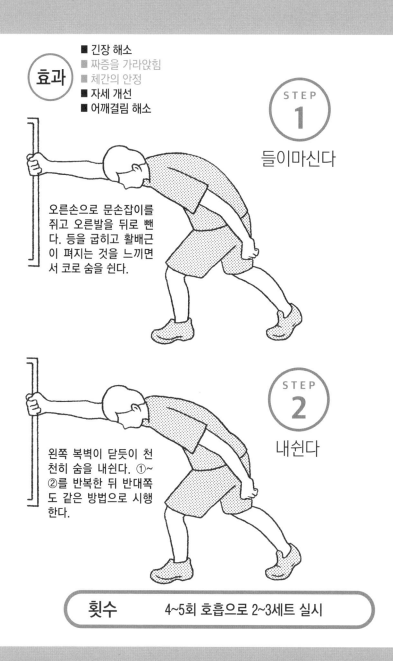

효과
- 긴장 해소
- 짜증을 가라앉힘
- 체간의 안정
- 자세 개선
- 어깨결림 해소

STEP
1
들이마신다

오른손으로 문손잡이를 쥐고 오른발을 뒤로 뺀다. 등을 굽히고 활배근이 펴지는 것을 느끼면서 코로 숨을 쉰다.

STEP
2
내쉰다

왼쪽 복벽이 닫듯이 천천히 숨을 내쉰다. ①~②를 반복한 뒤 반대쪽도 같은 방법으로 시행한다.

횟수   4~5회 호흡으로 2~3세트 실시

흉곽의 위치를 정리해 주는

Sternal Positional Swiss Ball Stretch

PRI®

장점

목의 앞쪽과 가슴 근육을 억제해서
숨쉬기 쉽게 한다.

밸런스볼을 사용하는 운동이다. 턱을 앞으로 내민 상태로 대흉근을 펴면
서 호흡을 하면 흉곽 상부의 위치가 정리된다.

포인트

뒤로 젖혀지지 않도록 조심할 것. 동작을 종료할 때는 공을
머리 방향으로 빼면서 원래 자세로 돌아간다.

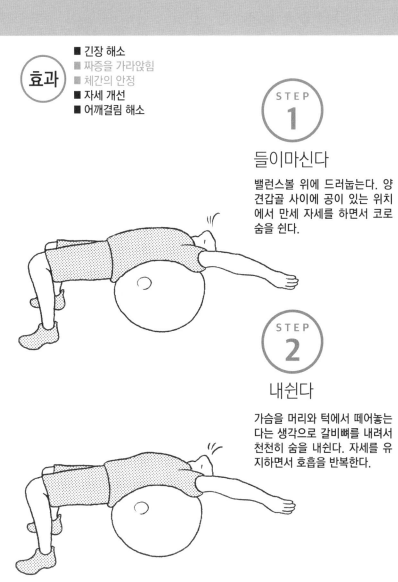

효과
- 긴장 해소
- 짜증을 가라앉힘
- 체간의 안정
- 자세 개선
- 어깨결림 해소

STEP 1

들이마신다

밸런스볼 위에 드러눕는다. 양 견갑골 사이에 공이 있는 위치에서 만세 자세를 하면서 코로 숨을 쉰다.

STEP 2

내쉰다

가슴을 머리와 턱에서 떼어놓는다는 생각으로 갈비뼈를 내려서 천천히 숨을 내쉰다. 자세를 유지하면서 호흡을 반복한다.

횟수   4~5호흡을 2~3세트 실시

횡격막을 이완시켜 주는

Standing Wall Supported Reach

PRI®

장점

횡격막이 편안해지면
부교감 신경이 우위가 된다.

지금까지는 주로 앉거나 눕는 상태였지만 서 있는 상태에서도 숨을 확실
하게 내쉬면 갈비뼈를 낮출 수 있다. 등 뒤에 공기를 집어넣는다고 상상
해 본다.

포인트

등과 벽 사이에 수건 한 장이 끼워져 있다고 생각하고 수건이
떨어지지 않도록 의식적으로 벽에서 등을 떼지 않도록 한다.

효과
- 긴장 해소
- **짜증을 가라앉힘**
- **체간의 안정**
- **자세 개선**
- 어깨결림 해소

STEP 1

들이마신다

벽에서 약 15센티미터 위치에 서서 무릎을 구부리고 손을 앞으로 내민다. 등을 구부리면서 숨을 내쉰다. 이때 발뒤꿈치에 체중을 싣는다.

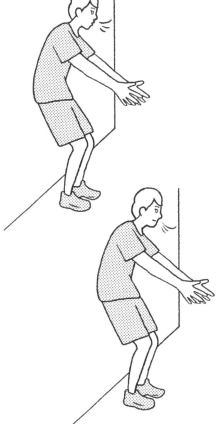

STEP 2

내쉰다

정면을 향한 상태로 코를 통해 천천히 숨을 들이마신다. 그런 다음 손을 앞으로 펴면서 숨을 내쉬고, 갈비뼈 아래에 있는 복벽이 활성화되고 있다고 생각하면서 호흡을 반복한다.

횟수 4~5호흡을 2~3세트 실시

숨을 내쉬는 힘을 길러주는

풍선을 이용한 운동

장점

숨을 내쉼으로써 쉽게
스트레스를 해소한다.

풍선에 의한 부하로 '숨을 내쉬는' 감각을 얻을 수 있다. 또 혀가 올라가
있지 않으면 숨을 들이마실 수 없기 때문에 구강 기능이 정상화된다.

포인트

숨을 내쉰 후 풍선의 입구를 손가락이나 입술, 치아 등으로
누르지 말 것. 들이마실 때는 어깨를 움츠리거나 발돋움하지
않도록 주의한다.

효과
- 긴장 해소
- 짜증을 가라앉힘
- 체간의 안정
- 자세 개선
- 어깨결림 해소

STEP
1

들이마신다

풍선을 입에 물고 코로 숨을 들이마신다. 자세는 서 있든 앉아 있든 누워 있든 상관없다.

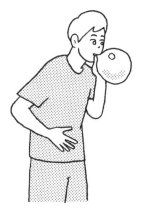

STEP
2

내쉰다

등을 구부리고 입으로 숨을 내쉬면서 풍선을 팽창시킨다. 한 번 숨을 내쉰 뒤 3~5초 숨을 멈추고 STEP1~2를 반복한다.

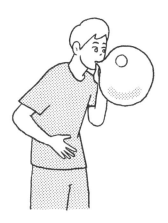

횟수　　　4~5호흡을 2~3세트 실시

마치며

중고등학교 시절에 나는 어떤 야구 명문 학교에서 야구에 흠뻑 빠져 있었다. 하지만 미친 듯이 연습을 했지만 한 번도 경기에 나가지는 못했다. 초등학생 때 야구가 너무 재미있어서 발을 들여놓게 되었지만, 고교 시절에는 참으로 안타까운 선수가 되어 버린 것이다. (웃음)

이후 메이저리그에서 트레이너로 활약하겠다는 목표를 안고 미국으로 건너가 대학에서 공부하면서 한편으로는 시민리그에서 야구를 다시 시작했다.

대학원과 인턴을 거치고 직장을 옮겨 이사를 갈 때마다 그 마을의 야구팀을 찾아 플레이를 계속했다.

시민리그에서 야구장을 뛰어다니기 시작할 무렵, 나는 진심으로 '야구가 너무 재미있어!'라는 생각을 했고 동료와 어울리면서 내가 경기를 즐기고 있다는 사실을 깨달았다. 동시에 고등학교 시절에는 야구를 제대로 즐기지 못했다는 것을 비로소 알게 되었다. 야구에 너무 미쳐 있어서 질려 버린 것인지 모르지만 야구를 하면서 별 재미를 느끼지 못했던 것이다.

말하자면 고교 시절에 나는 중립성을 잃어버린 상태였지만 안타깝게도 그런 사실을 인식하지 못했다. 여기까지 읽어 준 독자 여러분은 이해해 주리라 생각하는데, 당시의 나는 갈비뼈가 올라간 서 숨을 내쉬기 어려웠고 횡격막을 제대로 사용하지 못하는 상태였다. 말하자면 발이 땅에 붙지 않았다.

중립성의 개념으로 말하자면, 예를 들어 직장에서 짜증나는 일이 있어도 동네 야구에서 공을 제대로 치면 "뭐, 됐어!"라고 생각하게 된다. 반대로 야구가 잘 안된다고 해도 "직장에서 일을 열심히 하면 돼"라고 생각을 바꿀 수도 있다. 일에만 너무 치우칠 경우 일이 잘못되면 인생에 절망을 느끼게 된다. 하지만 취미 생활과 가정이라는 복수의 기둥을 가지면 뭔가 하나가 원만하지 못해도 극복할 수 있는 중립성을 가질 수 있는 것이다.

이처럼 다양한 선택지를 가질 수 있으면 안정된 삶을 찾을 수 있다. 다양한 선택지를 갖기 위해서는 어떤 선택지도 받아들일 수 있는 심신의 컨디셔닝을 갖추고 있어야 한다. **심신의 컨디셔닝을 갖춘 다음, 근본적으로 중요한 것이 '호흡'이며 호흡을 통해서**

얻을 수 있는 것이 중립성이다.

호흡과 중립성의 개념을 접하게 해준 PRI에는 참으로 고마운 마음이 든다. 현재 일본에서 PRI의 활동을 조정하는 입장이지만, 기술과 아이디어뿐만 아니라 인생에서 중요한 개념을 알려준 Ron, 항상 지지해 주는 Jen 등 스태프에게 다시 한번 감사하다는 뜻을 전하고 싶다. 그리고 함께 근무하는 PRI 재팬 & Improve KYOTO의 동료들에게는 항상 용기를 얻고 있어 감사의 마음을 전한다.

나는 호흡 세미나에서 만난 트레이너와 임상의, PT강사, 치료사, 인스트럭터(스포츠클럽의 지도원) 등 클라이언트를 둘러싼 전문가들과의 관계를 '호흡을 위한 연결 고리'라고 부른다. 이들과 함께 자격의 경계를 초월하여 함께 손잡고 이 연결 고리를 넓혀 가길 바란다. 이 호흡의 연결 고리가 일반인과 기업에까지 확산되어 여러분이 더 자유롭게 호흡할 수 있게 된다면 (숨을 완전히 내쉬어 부교감 신경 우위가 된다면) 어쩌면 좀더 좋은 나라가 될 수 있을 것이며 나아가 평화로운 세계가 될 것이다.

다소 허풍으로 보였을지도 모르지만 그런 생각도 담아 이 책을 썼다. 이 책이 여러분의 보다 더 나은 삶의 질을 위해 도움이 될 수 있다면 저자로서 더 할 나위 없이 기쁠 것이다.

마지막으로 언제나 큰 사랑으로 나를 지지해 주는 아내 제사민(Jessamine), 건강한 두 딸들에게 고마운 마음을 전한다.

오누키 타카시

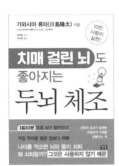

치매 걸린 뇌도 좋아지는 두뇌 체조

가와시마 류타 / 오시연

이 책을 집어 든 여러분도 '어쩔 수 없는 일'이라고 받아들이는 한 편으로 해가 갈수록 심해지는 이 현상을 그냥 둬도 될지 불안해 할 것이다. 요즘 가장 두려운 병은 암보다 치매라고 한다. 치매, 또는 인지증(認知症)이라고 불리는 이 병은 뇌세포가 죽거나 활동이 둔화하여 발생한다.

값 12,800원 신국판변형(153*210) 120쪽
ISBN978-89-90116-84-0 2018/11 발행

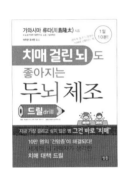

치매 걸린 뇌도 좋아지는 두뇌 체조 드릴drill

가와시마 류타 / 이주관 오시연

너무 어려운 문제에도 활발하게 반응하지 않는다. 단순한 숫자나 기호를 이용하여 적당히 어려운 계산과 암기 문제를 최대한 빨리 푸는 것이 뇌를 가장 활성화한다. 나이를 먹는다는 것은 '나'라는 역사를 쌓아가는 행위이며 본래 인간으로서의 발달과 성장을 촉진하는 것이다.

값 12,800원 신국판변형(153*210) 128쪽
ISBN978-89-90116-97-0 2019/10 발행

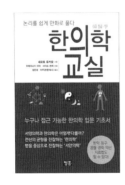

한의학 교실

네모토 유키오 / 장은정 이주관

한의학의 기본 개념에는 기와 음양론 오행설이 있다. 기라는 말은 기운 기력 끈기 등과 같이 인간의 마음 상태나 건강 상태를 나타내는 여러 가지 말에 사용되고 있다. 행동에도 기가 관련되어 있다. 무언가를 하려면 일단 하고 싶은 기분이 들어야한다.

값 16,500원 신국판(153*224) 256쪽
ISBN978-89-90116-95-6 2019/9 발행

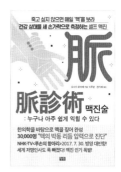

脈診術 맥진술

오사다 유미에 / 이주관 전지혜

사람들이 일상생활 속에서 스스로 혈류 상태를 확인할 수 있는 단한 가지 방법이 있다. 그것은 바로 '맥진'이다. 맥진으로 맥이 빠른지 느린지, 강한지 약한지 또는 깊은지 얕은지를 알 수 있다. 이 책의 목적은 맥진으로 정보를 읽어 들이는 방법을 소개한 책이다.

값 14,700원 국판(148*210) 192쪽
ISBN978-89-90116-07-9 2019/9 발행

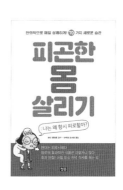

피곤한 몸 살리기

와다 겐타로 / 이주관 오시연

피로를 느낄 때 신속하게 그 피로를 해소하고 몸을 회복시키는 여러 가지 방법을 생활 습관과 심리적 접근법과 함께 다루었다. 또식생활에 관해 한의학적 지식도 덧붙였다. 여기서 전하는 내용을 빠짐없이 실천할 필요는 없다. 자신이 할 수 있을 만한 것을…

값 13,500원 사륙판(128*188) 216쪽
ISBN978-89-90116-93-2 2019/6 발행

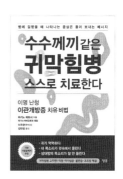

수수께끼 같은 귀막힘병 스스로 치료한다

하기노 히토시 / 이주관 김민정

고막 안쪽이 '중이'라고 불리는 공간이다. 중이에는 코로 통하는 가느다란 관이 있는데, 이것이 바로 이관이다. 이관은 열리거나 닫히면서 중이의 공기압을 조절하는 역할을 하는데, 이 이관이 개방되어 있는 상태가 지속되면 생기는 증상이 이관개방증이다.

값 14,000원 국판(148*210) 184쪽
ISBN978-89-90116-92-5 2019/6발행

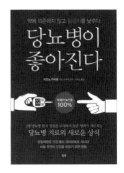

당뇨병이 좋아진다

미즈노 마사토 / 이주관 / 오승민

당질제한을 완벽하게 해낸 만큼 그 후의 변화는 매우 극적인 것이었다. 1년에 14kg 감량에 성공했고 간(肝)수치도 정상화되었다. 그뿐만 아니라 악화일로였던 당화혈색소도 기준치 한계였던 5.5%에서 5.2%로 떨어지는 등 완전히 정상화되었다. 변화는 그뿐만이 아니었다.

값 15,200원 국판(148*210) 256쪽
ISBN978-89-90116-91-8 2019/5 발행

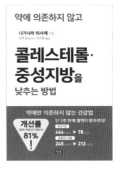

약에 의존하지 않고 콜레스테롤 중성지방을 낮추는 방법

나가시마 히사에 / 이주관 이진원

일반적으로 사람들은 콜레스테롤과 중성지방의 수치가 높으면 건강하지 않다는 생각에 낮추려고만 한다. 하지만 혈액 검사에 나오는 성분들은 모두 우리 인간의 몸을 이루고 있는 중요한 구성 물질들이다. 이 책은 일상생활에서 스스로 조절해 나가기 위한 지침서다.

값 13,800원 사륙판(128*188) 245쪽
ISBN978-89-90116-90-1 2019/4 발행

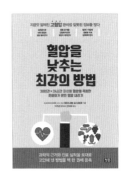

혈압을 낮추는 최강의 방법

와타나베 요시히코 / 이주관 전지혜

저자는 고혈압 전문의로서 오랜 임상 시험은 물론이고 30년간 자신의 혈압 실측 데이터와 환자들의 실측 데이터 그리고 다양한 연구 논문의 결과를 책에 담았다. 또 직접 자신 혈압을 재왔기 때문에 혈압의 본질도 알 수 있었다. 꼭 읽어보고 실천하여 혈압을 낮추길 바란다.

값 15,000원 국판(148*210) 256쪽
ISBN978-89-90116-89-5 2019/3 발행

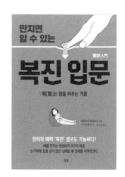

만지면 알 수 있는 복진 입문

히라지 하루미 / 이주관 장은정

한약을 복용하는 것만이 '한의학'은 아니다. 오히려 그에 앞선 진단과 그 진단에 대한 셀프케어에 해당하는 양생이 매우 중요하다. 이러한 한의학 진단 기술 중 하나에 해당하는 것이 바로 복진이다. 이 책은 기초부터 복증에 알맞은 한약 처방까지 총망라한 책이다.

값 15,800원 국판(148*210) 216쪽
ISBN978-89-90116-08-6 2019/8 발행

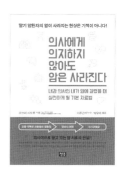

의사에게 의지하지 않아도 암은 사라진다

우쓰미 사토루 / 이주관 박유미

암을 극복한 수많은 환자를 진찰해 본 결과 내가 음식보다 중요시하게 된 것은 자신의 정신이며, 자립성 혹은 자신의 중심축이다. 그리고 왜 암에 걸렸는가 하는 관계성을 이해하는 것이다. 자신의 마음속에 숨어 있는 것이 무엇인지, 그것을 먼저 이해할 필요가 있다.

값 15,300원 국판(148*210) 256쪽
ISBN978-89-90116-88-8 2019/2 발행

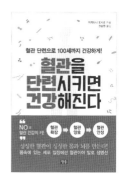

혈관을 단련시키면 건강해진다

이케타니 토시로 / 권승원

이 책은 단순히 '어떤 운동, 어떤 음식이 혈관 건강에 좋다'를 이야기하지 않는다. 동양의학의 고유 개념인 '미병'에서 출발하여 다른 뭔가 이상한 신체의 불편감이 있다면 혈관이 쇠약해지고 있는 사인임을 인지키길 바란다고 적고 있다. 또한 관리법이 총망라되어 있다.

값 13,700원 사륙판(128*188) 228쪽
ISBN978-89-90116-82-6 2018/6 발행

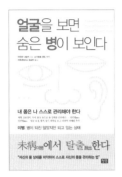

얼굴을 보면 숨은 병이 보인다

미우라 나오키 / 이주관 오승민

미우라 클리닉 원장인 미우라 나오키 씨는 "이 책을 읽고 보다 많은 사람이 자신의 몸에 관심을 가졌으면 하는 바람입니다. 그리고 이 책이 자신의 몸 상태를 파악하여 스스로 자신의 몸을 관리하는 방법을 배우는 계기가 된다면 이보다 더 큰 기쁨은 없을 것"이라고 했다.

값 13,000원 신국판(153*225) 168쪽
ISBN978-89-90116-85-7 2019/1 발행

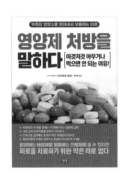

영양제 처방을 말하다

미야자와 겐지 / 김민정

인간은 종속영양생물이며, 영양이 없이는 살아갈 수 없다. 그렇기 때문에 영양소가 과부족인 원인을 밝혀내다 보면 어느 곳의 대사회로가 멈춰 있는지 찾아낼 수 있다. 영양소에 대한 정보를 충분히 활용하여 멈춰 있는 회로를 다각도에서 접근하여 개선하는 것에 있다.

값 14,000원 국판(148*210) 208쪽
ISBN978-89-90116-05-5 2020/2 발행

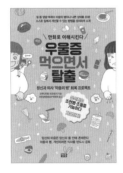

우울증 먹으면서 탈출

오쿠다이라 도모유키 / 이주관 박현아

매년 약 1만 명 정도가 심신의 문제가 원인이 되어 자살하고 있다. 정신의학에 영양학적 시점을 도입하는 것이 저자의 라이프워크이다. 음식이나 영양에 관한 국가의 정책이나 지침을 이상적인 방향으로 바꾸고 싶다. 저자 혼자만의 힘으로 이룰 수 없다.

값 14,800원 국판(148*210) 216쪽
ISBN978-89-90116-09-3 2019/7 발행

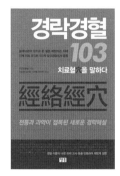

경락경혈 103, 치료혈을 말하다

리즈 / 권승원 김지혜 정재영 한가진

경혈을 제대로 컨트롤하면 일반인들의 건강한 생활을 도모할 수 있음을 정리하였다. 이 책은 2010년에 중국에서 베스트셀러 1위에 올랐을 정도로 호평을 받았다. 저자는 반드시 의사의 힘을 빌릴 것이 아니라 본인 스스로 매일 일상생활에서 응용하여 건강하게 살 수 있다.

값 27,000원 신국판(153*225) 400쪽
ISBN978-89-90116-79-6 2018/1 발행

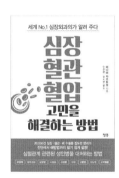

심장·혈관·혈압 고민을 해결하는 방법

미나미 카즈토모 / 이주관 오시연

가장 흔한 질병은 고혈압이다. 고혈압 후보까지 합치면 60세 이상 중 절반이 심혈관 질환에 관련된 어떤 증상을 앓고 있다. 저자는 이 책을 심혈관 계통 질환에 시달리는 사람과 그 질환에 걸릴까봐 불안한 사람에게 직접 조언하는 심정으로 썼다고 한다.

값 13,500원 사륙판(128*188) 200쪽
ISBN978-89-90116-06-2 2019/11 발행

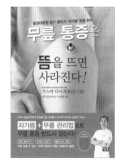

무릎 통증은 뜸을 뜨면 사라진다!

가스야 다이치 / 이주관 이진원

뜸을 뜨면 그 열기가 아픈 무릎을 따뜻하게 하고, 점점 통증을 가라앉게 해 준다. 무릎 주변의 혈자리에 뜸을 뜬 사람들은 대부분 이와 비슷한 느낌을 털어놓는다. 밤에 뜸을 뜨면 잠들 때까지 온기가 지속되어 숙면할 수 있을 뿐 아니라, 다음날 아침에도 몸이 가볍게 느껴진다.

값 13,300원 신국변형판(153*210) 128쪽
ISBN978-89-90116-04-8 2020/4 발행

호흡력이야말로 인생 최강의 무기이다
:일류 선수의 집중력을 향상시킨 주목할 만한 호흡이론

2020년 9월 28일 1판1쇄 발행

지은이 오누키 타카시
옮긴이 박유미

책임편집 최상아
북코디 밥숟갈(최수영)
교정교열 주항아
디자인 홍수미
마케팅 김낙현

발행인 최봉규
발행처 청홍(지상사)
출판등록 1999년 1월 27일 제2017-000074호

주소 서울 용산구 효창원로64길 6(효창동) 일진빌딩 2층
우편번호 04317
전화번호 02)3453-6111 **팩시밀리** 02)3452-1440
홈페이지 www.cheonghong.com
이메일 jhj-9020@hanmail.net

한국어판 출판권 ⓒ 청홍(지상사), 2020
ISBN 978-89-90116-98-7 03510

이 도서의 국립중앙도서관 출판시도서목록(CIP)은 e-CIP홈페이지(http://www.nl.go.kr/ecip)와
국가자료공동목록시스템(http://www.nl.go.kr/kolisnet)에서 이용하실 수 있습니다.
(CIP제어번호: CIP2020035471)